AMIENA ZYLLA

LE YOGA URBAIN

Traduit de l'allemand
par Alma Terrasse

Éditions Médicis

SOMMAIRE

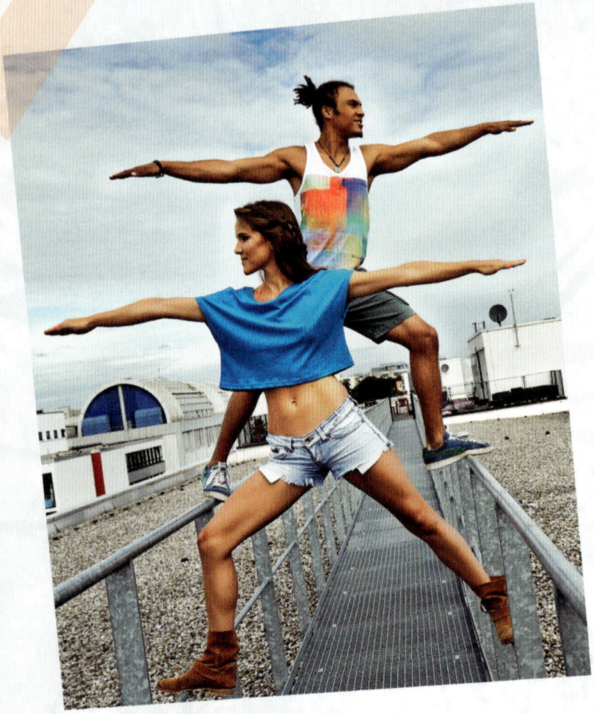

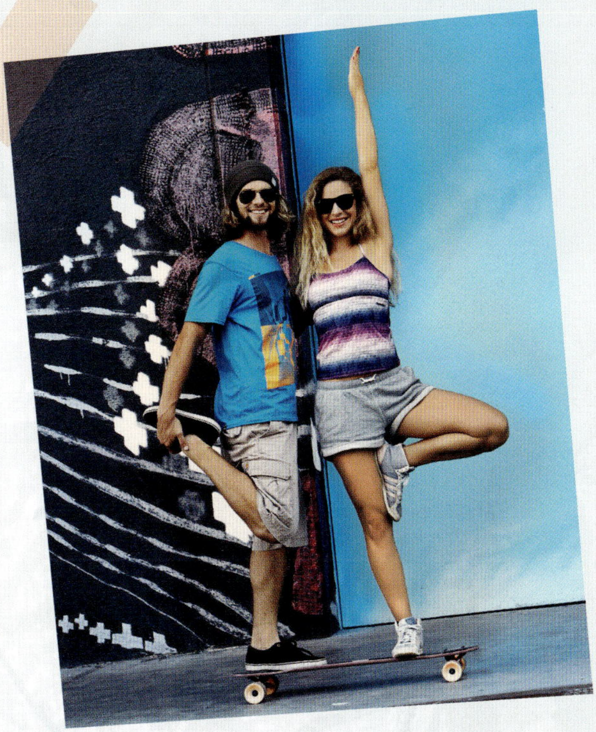

MOUVEMENT URBAIN 84

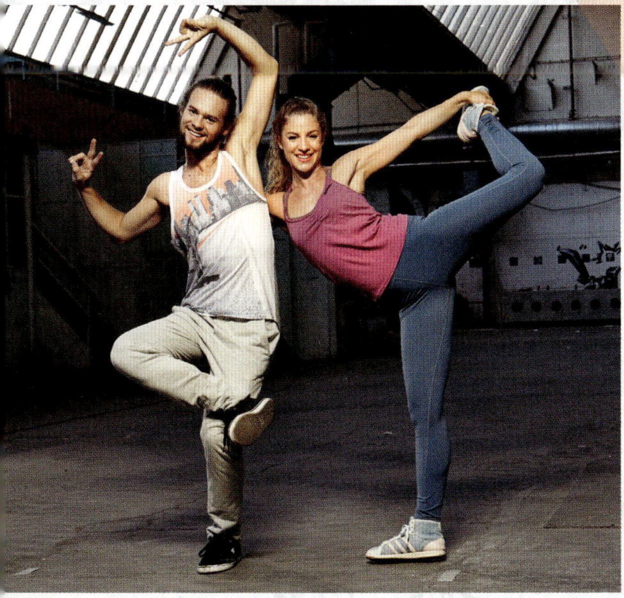

CROISIÈRE URBAINE 126

URBAN LIVING 136

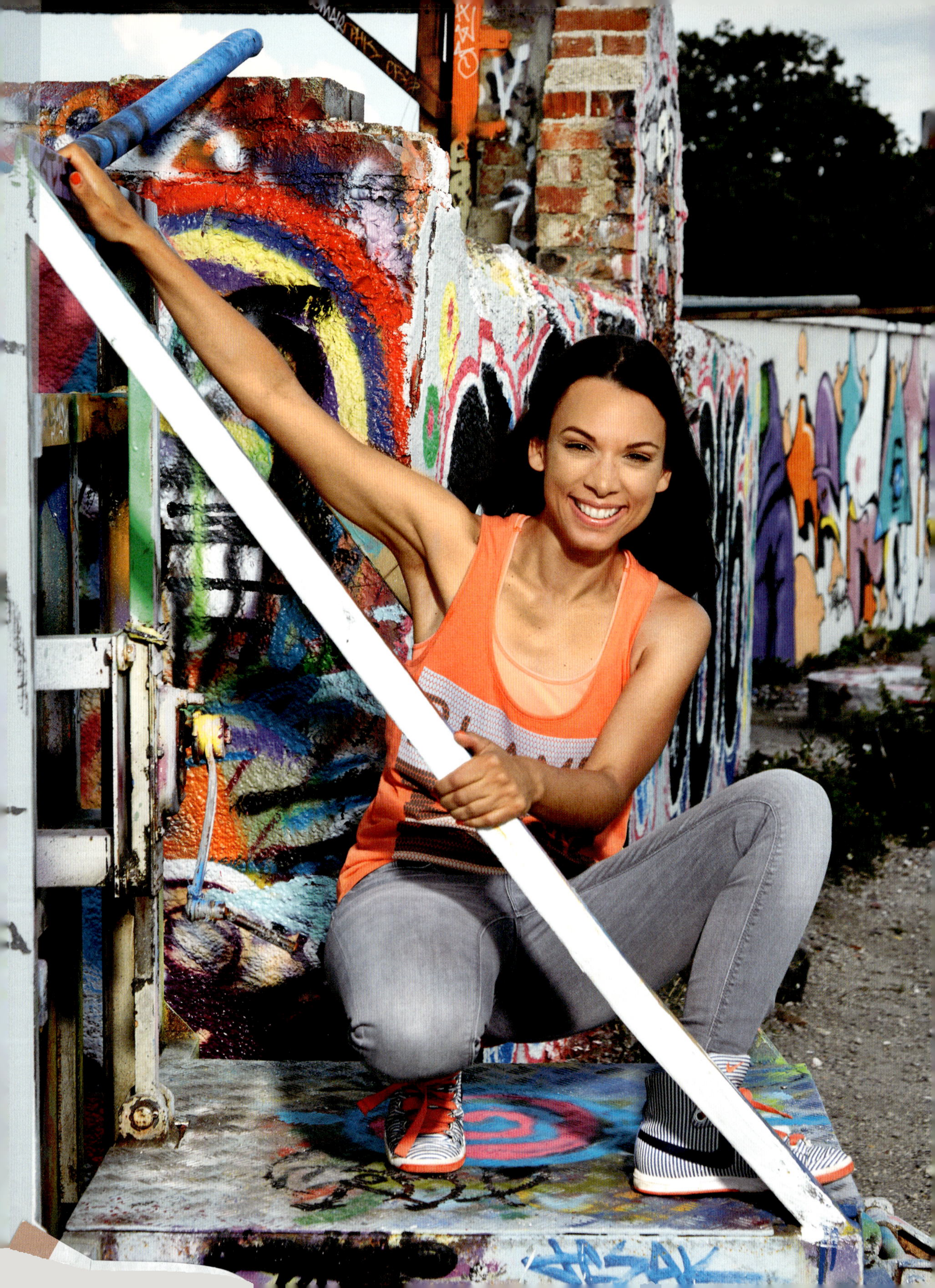

BONJOUR À VOUS !

Le yoga est pratiqué dans le monde entier par des groupes de tous les âges et origines. Il existe aujourd'hui une incroyable variété de yoga et de manières de le pratiquer. Adapté à chaque besoin et à chaque style. Il existe de nombreux types de cours qui peuvent te faire suer. Il existe des cours adaptés aux sportifs et le yoga traditionnel où il est question de se sentir bien à tous les niveaux, le corps, l'âme et l'esprit.

Le yoga a beaucoup à offrir, de la méditation, aux exercices de respiration, aux mouvements jusqu'à une philosophie de vie. C'est à soi-même qu'il revient de décider de ce qu'on en fait. Voici la direction que j'ai décidé d'adopter pour ce livre. Lorsque j'ai commencé à donner des cours de yoga, je me disais qu'il fallait absolument que je m'en tienne aux « règles du yoga » c'est-à-dire, ne pas manger de viande, faire mes exercices tous les jours, avoir une bonne hygiène de vie, en d'autres termes, être un modèle et être celle qui fait toujours tout comme il faut. J'étais persuadé que je ne serais pas une bonne yogi, enfin une yogini, comme on appelle ceux qui font régulièrement du yoga. Un jour, j'ai remarqué que le corset rigide que je m'étais imposé n'était pas *moi*. Arrêter le yoga n'était pas une solution. Il faisait tellement partie de moi et puis, c'était une de mes passions de donner des cours. Alors, je devais trouver un moyen d'amener plus de liberté au système. J'ai commencé par ne plus suivre à la lettre toutes les vérités que j'avais lues dans les manuels de sagesse de yoga. C'est ce que je continue à faire, même si ce n'est pas ce à quoi j'adhère à 100 %. J'ai laissé tomber le chant du mantra « aum » auquel je ne pouvais pas m'identifier. Je ne voulais pas me limiter dans la nourriture alors j'ai commencé à manger ce qui me faisait plaisir en conscience. C'est comme ça que j'ai commencé à faire mon yoga et à choisir ce qui me faisait plaisir et qui me semblait authentique. Le yoga urbain est une partie de ce chemin que j'ai emprunté. Je ne me suis pas adaptée au yoga mais plutôt, je l'ai adapté à moi et à mes besoins. Voilà ce que c'est que le yoga urbain. Tu adaptes le yoga à toi et tes besoins et tu savoures également la liberté de transformer toute ta ville en lieu de pratique. Pour moi, le yoga urbain personnifie tout simplement le yoga moderne et cool qui va avec ma vie en ville. Le yoga urbain me permet et te permet de te sentir immédiatement bien, de prendre du recul avec des situations stressantes et nous permet de regarder tout ce qui nous entoure d'un œil nouveau.

**Amuse-toi et fais du yoga ! Ici et maintenant,
Amiena**

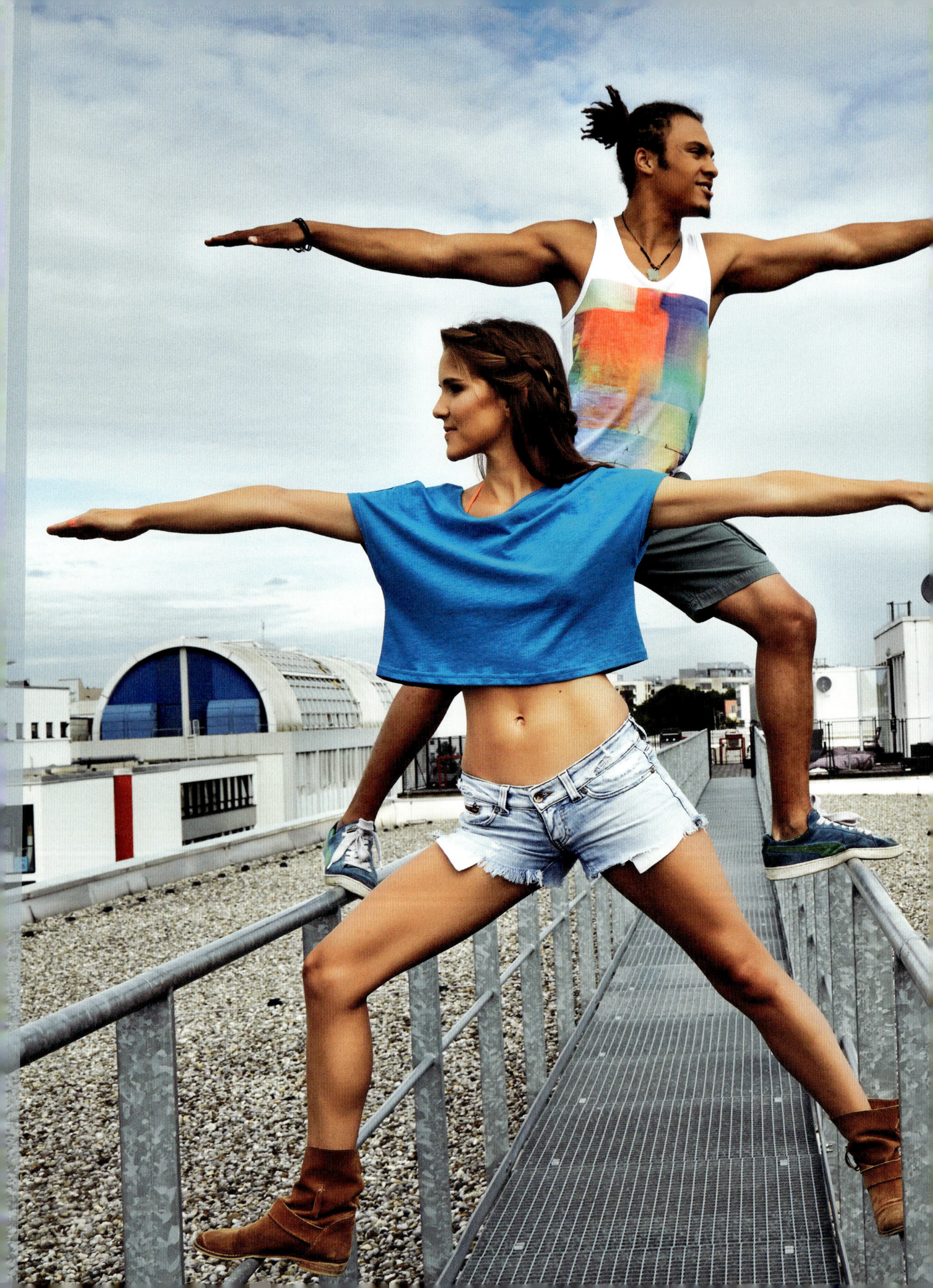

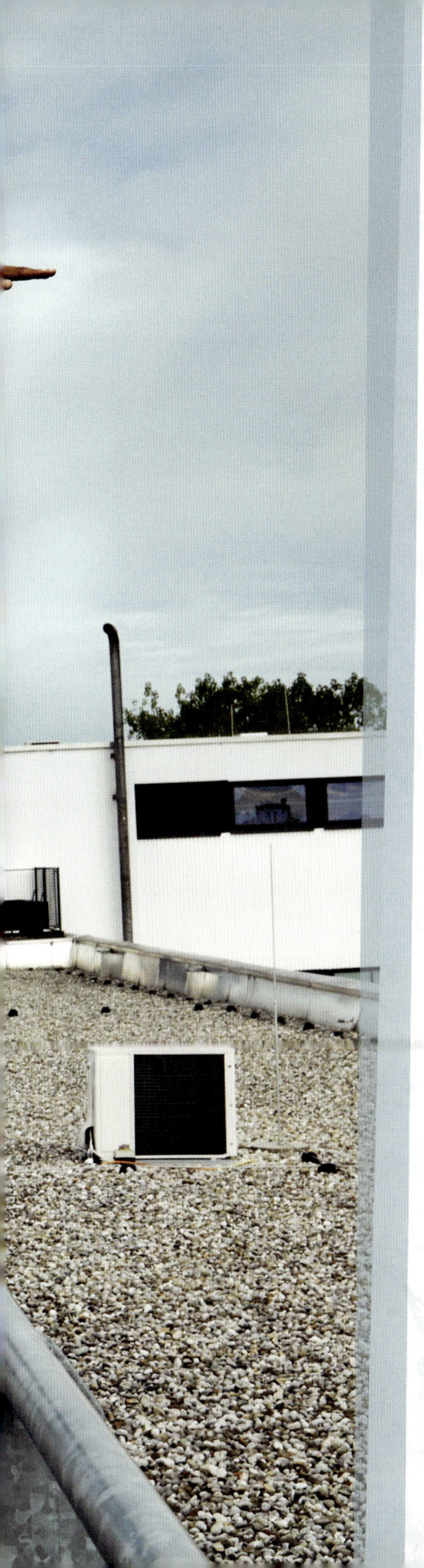

1

TON YOGA,
ton style,
ton fun

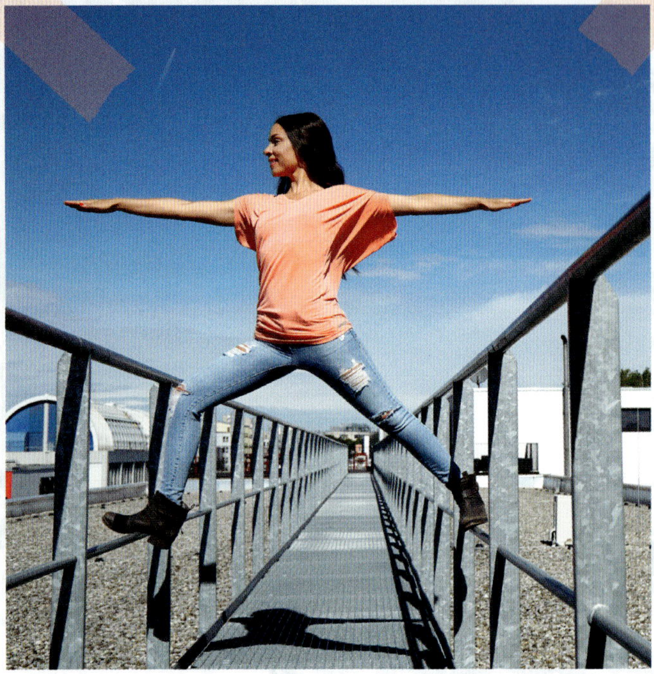

CE QUE PEUT LE YOGA

Je commence tout d'abord par lister tout ce que le yoga n'est pas pour le cas où tu aurais entendu des choses négatives de personnes qui en ont une image figée. Car, le yoga c'est sexy, le yoga c'est cool et le yoga c'est à la mode.

Le yoga ce n'est pas : être assis dans de la fumée d'encens, chanter « aum » dans des vêtements indiens mous et porter des chaussettes de laine. As-tu déjà vu Madonna, Lady Gaga et d'autres stars dans ce genre d'accoutrement dans un magazine ou sur la scène ? Les yogis ne sont pas des personnes loufoques qui méditent toute la journée en position du lotus. Ils ne sont pas tous végétariens et bien-pensants. Ils peuvent l'être, bien sûr, et rien ne s'oppose à cela. Mais le monde des yogis est varié et surtout vaste. Qu'est-ce qui t'a mené au yoga la première fois ? As-tu un ou une amie qui en fait régulièrement, ce qui le rend beau ? Es-tu

resté scotché sur une belle vidéo de yoga sur YouTube (peut-être la mienne ;-)) ? Est-ce que tu voulais toujours porter des vêtements cool et avoir l'air décontractée en faisant du sport. Peu importe, tu as pris un chemin, le tien…
D'ailleurs, le yoga peut être aussi pour toi : être assis dans de l'encens, chanter « aum » et porter des vêtements indiens mous et des chaussettes de laine. Si c'est ainsi que tu as envie de faire du yoga, fais-le ! Cela ne regarde que toi.

SOIS LIBRE !

Il y des gens qui allument des bâtonnets d'encens avant d'étendre leur tapis de yoga. C'est peut-être dû au fait qu'ils en aiment l'odeur tout comme toi tu aimes certains parfums. Personnellement, je ne suis pas très fan d'encens, mais j'aime certaines odeurs comme le spray que j'utilise pour mon studio. Parfumer avant de faire du yoga est un rituel que j'aime. Il procure une belle atmosphère dans laquelle on peut se sentir bien. Il en va de même pour quelqu'un qui a pour habitude d'allumer de l'encens pour terminer une journée stressante. Ainsi on peut s'accorder du temps pour soi et peut-être également se détendre dans un bon bain chaud.

ACCUEILLE L'ESPRIT

Et oui, bien sûr il existe des gens qui pratiquent un certain style de yoga très ésotérique. Il n'y a aucun problème à cela. Il y a tellement de styles de yoga. Il existe également de plus en plus d'hommes et de femmes qui ont choisi un yoga cool et contemporain qui leur plaît et qui aiment faire des mouvements physiques. Quand on pense à quel point ces mouvements sont anciens, on est étonné de leur modernité, on peut les adapter facilement à notre vie. Peu importe quel chemin vous avez choisi, je dis simplement : « Vivre et laisser vivre ! » Le yoga est un bienfait qui a beaucoup à offrir.

QUI A INVENTÉ LE YOGA ?

Les Indiens ! Il y a plus de mille ans. Il y connaît un véritable essor depuis qu'il est à la mode en Occident. On a du mal à croire qu'on pratique un « sport » qui est aussi ancien. J'ai mis sport entre parenthèse parce que le yoga est beaucoup plus qu'un sport, lorsqu'on le lui permet. C'est pour ça que le monde entier aime à juste titre en faire.

Et qu'est-ce que le yoga en fait ?

Lorsque tu tapes sur Google « qu'est-ce que le yoga ? », tu trouveras toujours le même genre de réponses : « Il s'agit d'une vieille doctrine indienne qui a un caractère très spirituel. » Monsieur Google a raison, si on s'en tient à cette doctrine, alors tous les mouvements de yoga que l'on nomme des asanas ont un but, c'est de maintenir le corps en forme afin que, sur le chemin de l'illumination, on puisse rester aussi longtemps que possible en position du lotus. C'était en tout cas l'idée de base des premiers yogis, qui s'entraînaient à la position méditative pour atteindre un autre niveau spirituel.

YOGA
UNE QUESTION DE STYLE ?

- Lorsque tu fais encore et encore certains enchaînements de yoga, afin de les parfaire et te booster alors c'est le yoga *Ashtanga* qui pourrait te convenir.
- Si tu aimes les mouvements fluides, alors c'est le yoga *Vinyasa* qui te convient.
- Si tu as de temps à autres mal au dos et que tu souhaites raffermir tes muscles, alors le yoga *Faszien* est celui qui te convient le mieux.
- Si tu veux apprendre le yoga classique et traditionnel, alors c'est le *Hatha-Yoga* qui te convient le mieux. Il est très adapté aux débutants.
- Si tu as envie d'utiliser des ceintures et des coussins ou une chaise, alors tu pourrais essayer le *Lyengar-Yoga*. Le mieux c'est de prendre des cours avec un professeur.

Oulala ! Tout cela semble un peu lourd et inadapté à notre époque. On s'imagine des hommes en habits longs en train de faire des recherches dans des vieilles bibliothèques mal éclairées, lisant dans des vieux livres des choses que personne ne comprend, et tout cela en sanskrit, la langue du yoga, une langue indienne ancienne dans laquelle tous les documents classiques sont écrits.

SIMPLEMENT VIVRE MIEUX

Afin de présenter le yoga de manière un peu plus pragmatique et contemporaine telle que je l'ai pensé dans ce livre, j'aimerais voir en lui plus qu'un concept avec lequel on peut améliorer et enrichir sa vie. Dans les documents anciens, on peu lire que tout yogi qui est sur le chemin de l'illumination devrait maîtriser parfaitement la position du lotus. Mais qu'en est-il lorsque tu n'y arrives pas parce que tu te rends compte que ton corps n'est peut-être pas fait pour ces flexions ? Il y en a qui n'y arrivent jamais même après des années d'exercices. Et lorsque tu te dis que ça ne t'intéresse pas l'illumination ? Est-ce que tu ne veux pas entendre parler du yoga ?

Le yoga comme un concept

En fin de compte ne voulons nous pas tous la même chose : être heureux et en bonne santé ? Et c'est en ça que le yoga peut t'aider. Personnellement j'ai choisi de prendre dans la boîte à yoga ce qui me faisait du bien ici et maintenant. D'une part des exercices de respiration et de relaxation, beaucoup de mouvements et de stimulation afin d'améliorer (encore plus) mes relations aux autres. Tous ces éléments s'accordent parfaitement à mon environnement urbain, mon quartier, où j'aime vivre et pratiquer, en d'autres termes à ma vie dans la grande ville. J'admets que ce n'est pas toujours facile et c'est pour ça que j'ai essayé de développer avec mon yoga urbain un concept facile et simple à mettre en pratique pour chacun. Tu vas voir, ça fonctionne partout et sans tapis.

LE YOGA : UN TRÉSOR

Comme tu peux le voir, je considère que le yoga est comme une boîte magique dans laquelle tu peux te servir comme tu en as envie et prendre ce dont tu as besoin pour te sentir mieux, en meilleure forme, plus serein et plus beau.

Qu'est-ce qu'il y a à l'intérieur

- *Un moyen d'affiner ses sens et d'avoir une meilleure image de soi. Souvent on traverse la ville sans faire attention à ce qu'il y a autour de soi. Surtout à l'âge des smartphones, on est moins attentif à son entourage.*
- *Si tu veux te dépenser physiquement, rester en bonne santé ou avoir un beau corps, alors le yoga t'offre de nombreuses possibilités. Les exercices de yoga sont très ardus. Les fanas de sport s'étonnent souvent à quel point ils peuvent trembler lorsqu'ils doivent maintenir une position pendant un certain temps. Mais il existe bien sûr également des nombreux exercices pour débutants.*
- *S'il s'agit pour toi de réduire ton niveau de stress, alors choisis une session détente, une méditation courte ou un des nombreux exercices de respiration qui sont dans la malle aux trésors. Tu n'as pas besoin d'avoir beaucoup de temps disponible ou de trouver un endroit particulier. Tu peux très facilement en chemin entre le point A et le point B, faire une petite méditation (voir page 16).*
- *As-tu le sentiment que tu pourrais faire plus pour tes relations humaines ? Alors le yoga peut également te donner quelques conseils. Lorsque tant de gens cohabitent de façon aussi exiguë, il arrive souvent que des conflits se déclenchent dans la rue, dans un bureau, un magasin ou dans le métro. Les exercices de respiration et de mouvements peuvent aider à réagir autrement, s'arrêter un instant, à avoir des prises de conscience sur soi-même avant de se disputer. Le yoga t'aide à comprendre plus profondément ton comportement, à te regarder dans le miroir et à balayer devant ta porte.*

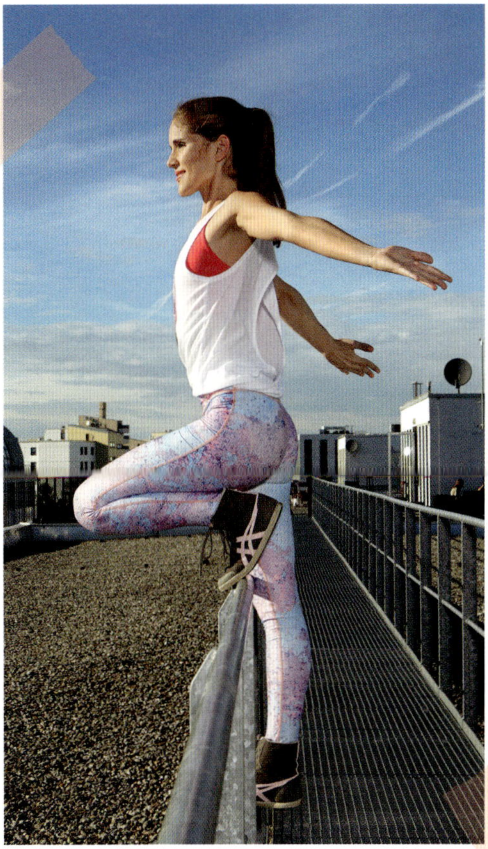

Maintenir sa position, être connecté à soi et au monde extérieur – voilà ce qu'est le yoga.

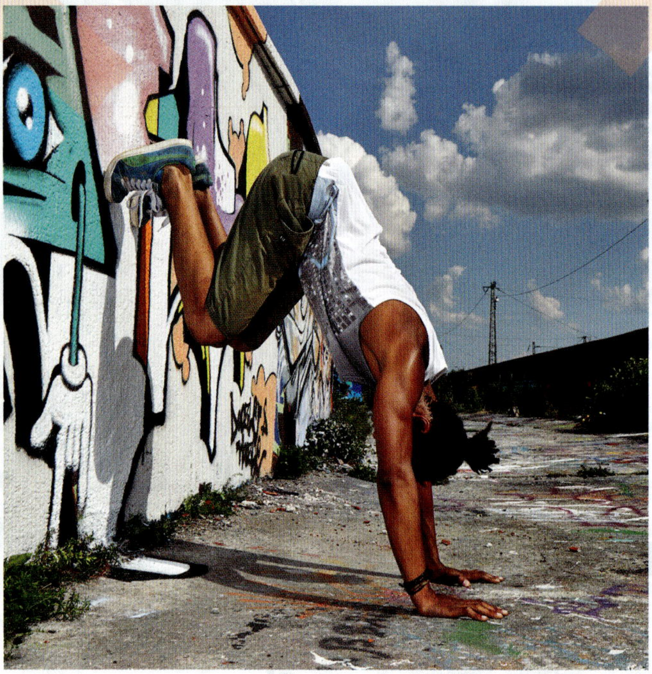

VIVRE EN VILLE

Ta ville, ton inspiration. Fais de ta ville ton amie. Qui est-elle ? Comment sont les gens qui y habitent ? Défie ta ville et découvre ainsi plus à son sujet et plus sur toi.

La plupart d'entre nous pratiquent le yoga dans des endroits magnifiques où l'on peut s'asseoir tranquillement et s'entraîner. On est face à l'océan indien ou en face d'un lac, loin du tourbillon de pensées, du bruit. On savoure le calme et le bon air. Bien sûr, la nature et la tranquillité sont parfaites lorsqu'on se retire et qu'on veut apprendre à méditer. La véritable épreuve est de se détendre en ville où on vit et pas lors d'une retraite, y développer la sérénité et s'y exercer. Beaucoup de jeunes sont attirés par les villes. Il s'y passe des choses, on peut vivre la nuit, rencontrer des gens passionnants, vivre de façon peu conventionnelle, avoir un travail artistique, avoir des emplois divers, étudier, apprendre toujours quelque chose de nouveau, essayer de nouvelles choses. Le quotidien y est coloré. Mais parfois on arrive à saturation.

VIVRE EN VILLE, UN CHALLENGE

La ville a bien sûr une autre facette. Elle est bruyante et parfois dure et sale. Le bruit, l'anonymat et le stress mènent à des dépressions, de l'angoisse et du burn-out. De plus en plus de gens, même les plus jeunes, sont persuadés que leur vie excitante et trépignante en ville les rend malades.

Tout le monde est cool

Bien sûr, la ville est bruyante, mais elle stimule, peut-être de façon intensive, et nous envahit par un surplus d'informations que nous devons gérer. Peut-être que la ville nous invite à mettre de côté nos sentiments et à agir. Nous nous protégeons et nous limitons nos échanges aux autres, évitons de croiser le plus possible les regards des inconnus dans la rue ou le métro. Devrions-nous donc supprimer toutes les villes ? Bien sûr que non ! Ce n'est de toute façon pas possible. Et puis, nous n'en avons pas envie. Il est temps de dresser un éloge de la ville.

CHANGEMENT DE POINT DE VUE

Il est temps de changer de point de vue ? Oui ! Toutes les villes sont inspirantes, créatives, passionnantes et pleines de découvertes. Elles nous donnent la liberté d'essayer tellement de choses parce qu'elles ont tellement à nous offrir. On ne s'y ennuie jamais. Profite donc de ta ville et découvre ce qu'elle a à t'offrir et comment le yoga urbain peut t'accompagner. Le paysage urbain est une réalité dans laquelle nous vivons, pas la plage de Hawaii.

VILLE INSPIRANTE

J'aime la ville ! J'aime sa diversité. Qu'elle soit en plein jour comme sous la pluie, ensoleillée, dans le froid ou la nuit, lorsque toutes les lumières sont éteintes ou que la ville brille éclairée par toutes ses lumières.

Être éveillé

Lorsque tu traverses la ville avec tes sens aiguisés, tu te sens vivant. Nous perdons notre sensibilités à notre entourage et à ce qui se passe en nous lorsque nous nous pressons d'un point A à un point B sans penser aux autres. C'est là qu'entrent en jeu les exercices de yoga urbain. Peux-tu te souvenir ce que j'ai dis plus haut, de rendre le yoga plus adapté à nos besoins urbains ? Il ne s'agissait pas ici seulement des asanas mais d'une vie consciente en ville. Et c'est avec les sens qu'on peut faire un voyage (de yoga) à travers la ville.

Ressentir la ville

As tu déjà réellement et consciemment écouté, regardé et ressenti la ville ?
Le yoga urbain t'encourage à aiguiser tes sens et à sentir ta ville autrement. Le yoga urbain n'est pas un yoga classique, mais plutôt une expérience qui permet de ressentir les hommes, l'architecture, les rues et la nature (qui existe aussi en ville) d'une autre façon. Si nous gardons cela à l'esprit, on peut (peut-être) changer notre point de vue sur notre corps, notre quotidien et nos sens. Nous faisons un voyage de découverte incroyable et donnons à la ville une toute nouvelle signification.

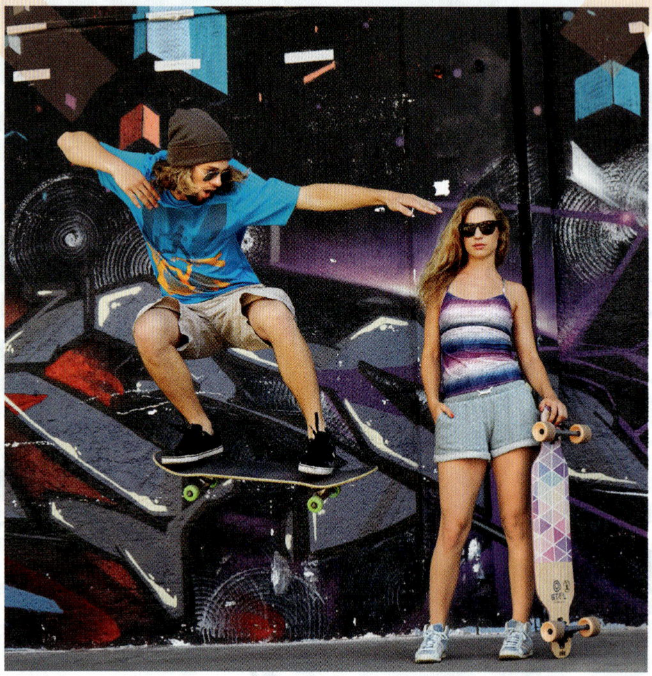

METS-TOI AU DÉFI !

Aiguise tes sens, prends conscience de ce qui se passe autour de toi, trouve un équilibre entre les moments où tu te déplace en ville avec des écouteurs dans les oreilles ou sans écouteurs, bien réveillé et attentif.

Voici quelques exercices pour affiner tes sens. Ce sont plus des jeux qu'autre chose. Chaque défi se pratique pendant une semaine. Il n'est pas obligatoire de faire les différents exercices pour ton intuition et ta perception tactile, pour avoir une meilleure vue et un meilleur sens olfactif, une respiration profonde et une meilleure attention, pour plus de temps pour soi et une meilleure relation aux autres à la suite. C'est à toi de savoir quand tu as besoin d'une semaine de défis. Ce ne sont pas non plus des théories moralisatrices mais plutôt quelque chose qu'on peut faire en commun. Invite tes amis à participer. Les nombreux défis que j'ai couchés sur papier font toujours partie de mes challenges. Personne n'est parfait et c'est une bonne chose. Si tu te demande quel rapport cela a avec le yoga alors ma réponse est simple : le yoga nous encourage toujours à agir et à vivre en conscience. La perception consciente influence également notre inconscient et cela dans tout ce que nous faisons. Les exercices de yoga nous permettent de prendre conscience de notre corps et nous apprenons à nous (re)entir. Nous percevons si un exercice est difficile ou s'il est facile, ne nous fait aucun effet ou libère quelque chose en nous. Il s'agit de faire ces défis facilement, sans but, sans arrière-pensée et sans nous juger. Vas y, essaye-les ! Ils sont sans douleurs. Cela ne peut pas te faire de mal.

DÉCOUVRE-TA VILLE ET DÉCOUVRE-TOI

Pourquoi est-ce que cet exercice est un défi ? Parce que c'est un défi de trouver l'équilibre juste entre ce qui se passe et de maîtriser nos responsabilités selon l'idée qu'on s'en fait. Personne n'affirme que la vie en ville est toujours facile. Beaucoup doivent combattre pour leur survie et s'affirmer tous les jours à nouveau, chez d'autres tout glisse et semble facile. C'est comme ça et ce sont toutes ces différences qui font la vie en ville. C'est donc un vrai challenge de transformer en positif les choses qui nous stressent ou nous angoissent en ville et d'en faire une bonne amie. Rire avec elle, pleurer, danser et jouer. Elle peut devenir ton terrain de jeu si tu le veux vraiment. La ville n'est donc pas seulement un espace où tu te déplaces comme un robot d'un point A à un point B mais également un endroit où ton imagination peut se déployer, des souvenirs peuvent naître, des histoires se racontent et des rêves se gardent. C'est un espace où tu te jettes à corps perdu dans la vie et qui t'ouvre la porte au monde et aux autres.

SENTIR

Ce défi exerce tes sens et ton toucher. Rapproche-toi des autres et laisse les autres s'approcher de toi. Que ressens-tu ? Qu'est-ce que tu expérimentes ? Qu'est-ce que ta ville t'enseigne ?

Mettre une capuche ou ne pas en mettre

Mets une capuche, un bonnet (quelque chose sous lequel tu te sens bien protégé), arrête-toi un instant, ferme les yeux et ressens. Ça peut peut-être te sembler étrange au tout début, mais prends tout d'abord conscience de tes ressentis du moment, de ce que tu ressens lorsque les gens passent à côté de toi, ou de ce vent qui souffle. Puis mets-toi en route à travers les rues de la ville sans te retourner mais en ressentant. Qu'est-ce qui change en toi ?

Maintiens le contact

En chemin, nous touchons tous les jours des rampes d'escalier, nous nous appuyons contre le mur d'un ascenseur, touchons une poignée de porte ou un téléphone. Tous les jours, lorsque nous traversons la ville, nous regardons des nombreux visages dans les transports en commun, nous dépassons de nombreuses personnes, nous entendons des voix et des discussions.

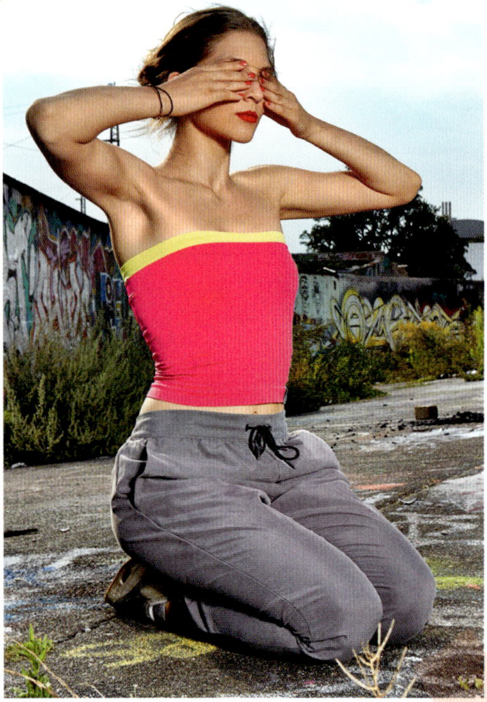

En te coupant consciemment de l'extérieur, tu tournes ton regard vers l'intérieur. Qui est-tu ?

Tous les jours, nous passons à côté de bâtiments à l'architecture variée. Nous touchons du bois, du métal, de la pierre, du plastique et de nombreux matériaux. Mais tout cela jamais de manière consciente et attentive. Et pourquoi pas changer cela, toucher en conscience et regarder ce qui se passe en nous ? Il se peut que rien ne se passe, mais si tu n'essayes pas alors tu ne le sauras pas. Et c'est cela dont il s'agit, de t'amuser avec ton quotidien comme lorsque tu étais enfant et que tu étais curieux de tout. Tu peux faire ce défi dans un endroit que tu aimes et ainsi le redécouvrir.

REGARDER

Il s'agit ici d'exercer ta vue et la façon dont tu prends conscience de ce qui t'entoure, tout en gardant un œil porté vers l'intérieur. Ainsi ton regard pour tout ce qui est apparent mais aussi tout ce qui est invisible s'affine.

Regarde

Mets des écouteurs sur les oreilles et enlève ta capuche. Il s'agit maintenant d'observer. Essaye également cet exercice sans musique. Qu'est-ce qui attire ton regard au parc ou dans la rue ? Comment est-ce que la musique peut influencer les diverses situations ? Regarde tout simplement. Regarde tout avec précision : les gens, leurs voitures, les maisons… Reste debout et absorbe tout de tes yeux. Peut-être es-tu témoin d'une histoire, peut-être en vis-tu une. La situation peut être drôle, triste, folle. À quoi ressemble l'histoire lorsque c'est calme ou bruyant ? Qu'est-ce qui change ? Est-ce que quelque chose change en toi ? Qu'est ce qui se passe lorsque tu regarde les gens dans les yeux ? Quelles sont leurs réactions lorsque tu leur souris ? Et toi, comment te sens-tu ?

Go !

Avance mais pas trop vite ! Laisse les écouteurs à la maison. Traverse tranquillement la ville. Prends un chemin que tu ne connais pas. Je te promets, tu vas découvrir quelque chose de nouveau et c'est super. Ne regarde pas seulement tout droit lorsque tu marches mais aussi à droite et à gauche, en bas et en haut. Qui sait ce qui peut apparaître. Fais attention aux petites choses sur ton chemin.

SENTIR

C'est au tour de ton odorat mais également de ta respiration profonde. Savais-tu que l'odorat a un gros impact sur nos émotions ? Souvent nous nous souvenons d'odeurs plutôt que d'images.

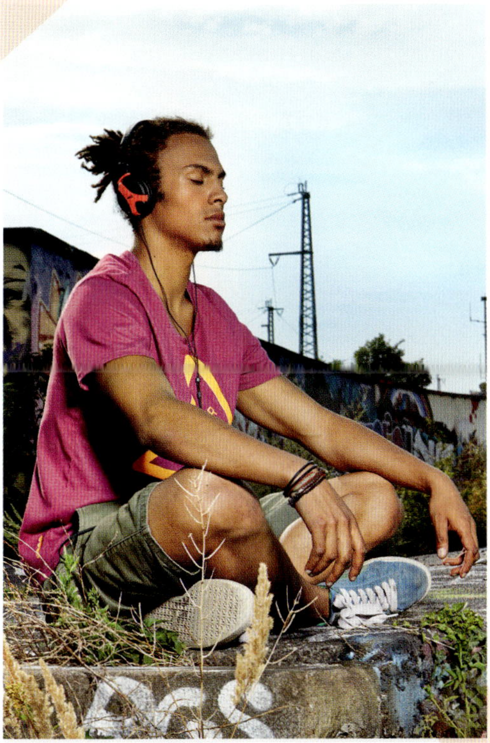

L'exercice « Cool Breathing » te permet de te rafraîchir lorsqu'il fait chaud dehors.

Souvenir

Jour après jour nous traversons la ville, nous prenons le même chemin pour nous rendre au travail, au sport, dans notre café préféré. As-tu déjà marché en « reniflant » ? Probablement que non. Moi non plus, jusqu'à ce que je l'ai fait pour la première fois. Ce que j'ai remarqué c'est qu'on remarque seulement une odeur lorsqu'elle est bonne ou mauvaise. Les odeurs neutres ou sans valeur n'ont pas de place dans notre quotidien. Essaye ! Lorsque je l'ai fait, j'ai remarqué qu'une voisine laissait pousser des herbes fraîches sur son balcon. Je ne l'avais jamais remarqué et tout à coup j'ai perçu consciemment l'odeur du thym et du romarin. Ça m'a fait sourire alors que c'était plutôt quelque chose de banal. Et maintenant c'est agréable de passer à côté de son balcon. Les jours où je suis d'humeur maussade, je remarque que ça me fait du bien de sentir cette odeur parce qu'elle est connectée à quelque chose de positif et ça me donne de la force pour aller mieux. Une autre fois, j'ai senti l'odeur de gras d'un restaurant, et bizarrement ça m'a rappelé une rue à Bangkok où j'avais mangé un curry thaï délicieux. L'odeur de vieux gras n'était pas synonyme de négatif pour moi à ce moment là. Peut-être que tu vas tomber sur une odeur qui aura un impact négatif sur toi. C'est la vie. Ça peut arriver.

RESPIRER

Sentir est souvent intimement lié à respirer. Souvent nous oublions de bien respirer, nous maintenons notre respiration et nous nous étonnons de nous sentir aussi tendu. C'est dû au fait que la respiration fonctionne « automatiquement ».

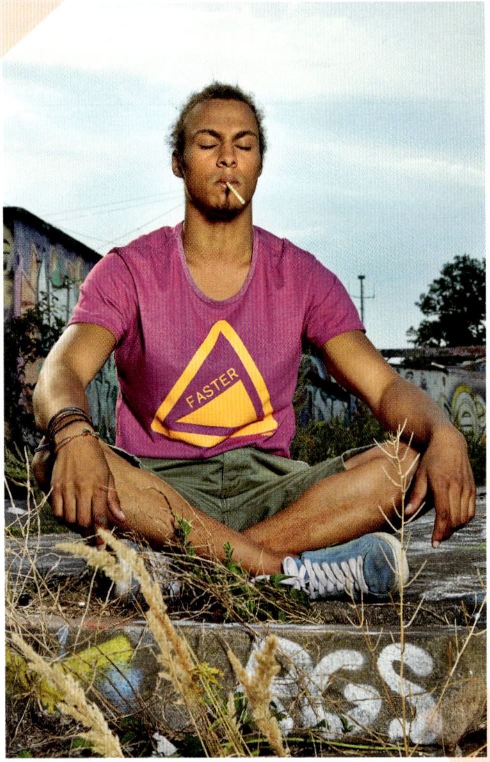

Le yoga a de nombreux exercices de respiration. Ceux-ci ne fonctionnent que si tu les fais consciemment. Plus tu les fais, plus tu remarqueras les moments où tu ne respires pas bien.

Fais attention

Parfois on oublie de respirer et on retient sa respiration lorsqu'on est stressé. Observe ta respiration lorsque tu es à un feu rouge. Porte attention à ton rythme. Comment est-ce que tu respires ? Lentement, rapidement ? Où es ta respiration ? Dans la poitrine ou dans le ventre ?

Cool Breathing

Il fait chaud est tu restes frais. Cet exercice rafraîchit ton corps de l'intérieur et te réveille. La prochaine fois que tu as plein de choses à faire et que tu es fatiguée, essaye-le. Sinon, il est parfait pour les jours de grosses chaleurs.
Voici comment :

- *Enroule ta langue en un tunnel. (Tout le monde ne peut pas le faire, c'est génétique alors ne réfléchis pas.) Tu peux aussi utiliser une paille.*
- *Inspire à travers le tunnel de ta langue ou à travers la paille puis expire à travers le nez. Fais le 10 à 15 fois de suite. Comment est-ce que tu te sens ?*

Calm Breathing

Cet exercice apaise le corps et la tête. Tu es en train de te disputer et ça empire, ou ta journée est de plus en plus stressante. Nous connaissons tous ce genre de situations. Il est temps de faire une pause et d'appuyer sur *reset* pour se calmer ou apaiser un feu en soi. Ton canapé ou ta table de travail peuvent être de bons endroits pour trouver de la paix un instant. Regarde les miracles que suscitent ces exercices de respiration.
Voici comment les faire :

- *Bouche une de tes narines avec ton index. Inspire et expire 10 fois par la narine libre.*
- *Puis tu libères la narine bouchée et tu inspires et expires 10 fois par les 2 narines.*
- *Bouche l'autre narine et pour finir tu inspires et expires 10 fois par les 2 narines.*

ENTENDRE

La ville est bruyante et agitée. Nous sommes toujours entourés par des bruits de toutes sortes. Mais en fait, ce n'est pas du bruit et je ne rigole pas, c'est de la musique. « Chaque ville a sa propre musique. » Ce n'est pas de moi mais je suis d'accord avec ça.
Mets-toi en plein milieu de ta ville, ferme les yeux et tends l'oreille. Écoute les bruits et sers t'en pour composer tes propres morceaux. Écoute les marteaux piqueurs du chantier, la sonnette du tramway, le vélo qui passe, ou les voix des gens autour de toi. Je te promets, tu entendras le *beat* de ta ville et tout à coup ça ne sera plus aussi fort mais cela sera une mélodie toute particulière.

SE DÉTENDRE

Pour ce défi, il s'agit de prendre du temps pour toi. Rien que pour toi. Peu importe si tu vas tout seul au cinéma, dans un parc, tu prends un bain, tu lis un livre ou tu fais du sport. La priorité c'est de prendre soin de toi. Nous aimons bien reprocher à la ville notre stress, parce qu'elle est bruyante et agitée. Mais souvent c'est nous qui nous stressons nous-mêmes parce que nous ne prenons pas suffisamment de temps pour nous. Qu'il n'y ait pas de malentendus. Je sais très bien qu'il y a des facteurs extérieurs qui jouent sur notre stress, un chef colérique, par exemple, qui est derrière nous. Ou bien un travail qui doit être terminé alors qu'on a pas le temps parce qu'on a 3000 trucs à faire en même temps. Une relation chaotique qui nous donne envie de fuir. Nous n'avons pas toujours de l'influence sur ce qui est autour de nous. Mais il est important de prendre du temps pour soi dans le chaos qui nous entoure, de s'arrêter un instant, et de respirer. Je sais que ce n'est pas toujours évident et parfois nous devons être strict avec nous-même et dire : « Peu importe ce qui arrive, rien et personne ne peut prendre ce moment. C'est un moment pour moi ! » Parfois on a besoin de discipline, de ténacité pour s'offrir un peu d'intérêt et être « bon » avec soi-même.

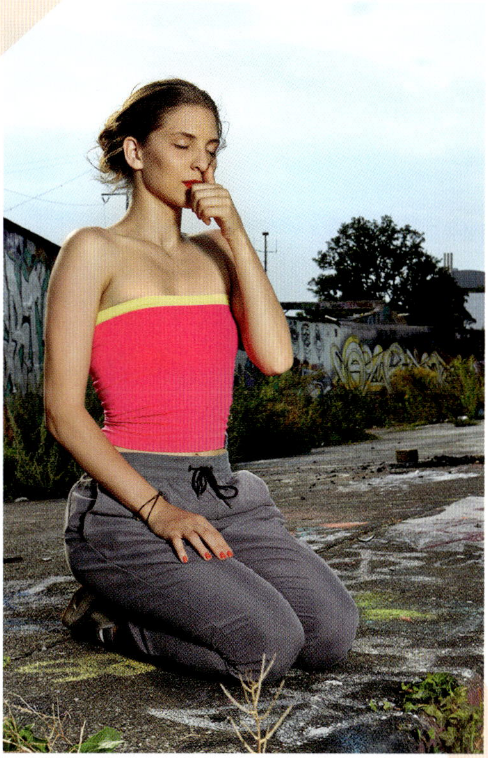

Tu peux faire « Calm Breathing » à chaque fois que tu as besoin de calme et de respirer un instant.

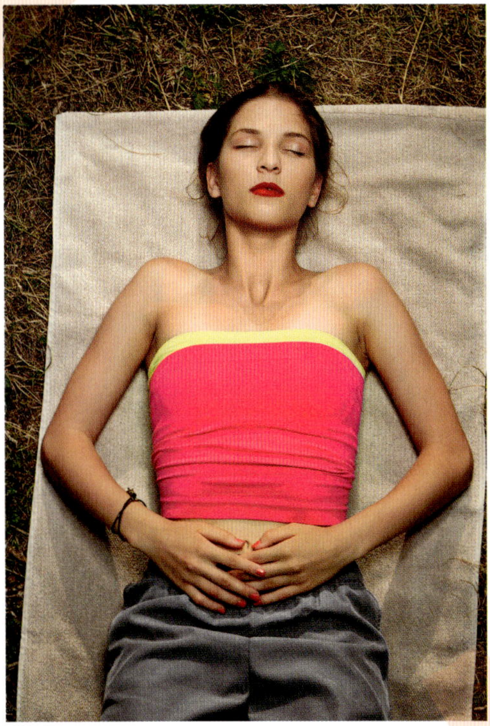

Fais une courte pause au moins 2 fois dans la journée. C'est comme un miracle énergétique.

1 heure pour toi

Il s'agit de prendre soin de toi et de personne d'autre 2 fois par semaine. Trouve 2 jours par semaine où, pendant 1 heure, tu te consacres rien qu'à toi.

5 minutes rapides

Exercice à faire tous les jours. Donne-toi un coup de pied dans le derrière et prends tous les jours 1 à 2 fois 5 minutes de pause. Pour faire un exercice de respiration, une petite promenade à l'extérieur, fermer les yeux, etc. Peu importe ce que tu fais, ces 5 minutes n'appartiennent qu'à toi. Si tu utilises ce temps de pause pour te rafraîchir, alors ferme les yeux et concentre-toi sur la pointe de ton nez. Prends conscience de ta respiration lorsque tu inspires et expires.

COMMUNIQUER – MES VOISINS ET MOI

Cet exercice appartient aux défis.
Mais je voulais lui donner un autre point fort. Avec « Mes voisins et moi », il s'agit de communiquer avec les autres. Il est difficile de croire qu'il existe tellement de personnes isolées dans les grandes villes. On pourrait se dire qu'avec la masse humaine, on devrait avoir beaucoup d'amis.
Comment expliquer cela ? Déjà, la plupart d'entre nous ne se regardent même pas et ne se disent même pas bonjour dans le même immeuble. Dans le métro, on baisse le regard vers son téléphone. Je ne veux pas dire du mal de mon téléphone car il m'est d'une grande aide pour beaucoup de projets et je ne veux pas nier que je fais parfois partie de ceux qui ont les yeux rivés sur leur téléphone. Mais je remarque à quel point c'est parfois dommage. Nous ratons tellement de moments précieux. Lorsqu'on regarde réellement les gens ou les situations, alors des moments drôles ou joyeux peuvent apparaître. Lorsque j'ai constaté cela, j'ai décidé de me prescrire une journée sans téléphone, et parfois également pendant mes journées libres afin de bien me reposer. Avec ce défi, il s'agit de faire renaître la « vraie » communication et cela sans les réseaux sociaux. C'est précisément en ville que cohabitent de nombreuses cultures et personnes d'horizons différents, dommage que nous ne nous en servions pas pour apprendre

des autres et ne plus passer autant de temps sur les réseaux sociaux à lire les pages d'actualités.

Challenge 1 : Journée sans portable

Passer toute une journée sans téléphone portable ? Mais c'est quasiment impossible ! Aussi étrange que cela puisse paraître c'est tout à fait faisable et ça fait du bien. La journée sans portable peut se passer de plein de façons. Tente le coup. Voici à quoi il pourrait ressembler un jour de semaine :

- *Ne pas regarder sur son portable pendant le trajet d'une station à une autre.*
- *Ne pas le regarder pendant toute la durée d'un trajet en métro.*
- *Pas de téléphone pendant la pause de midi.*
- *Pas de téléphone en soirée.*

Voici à quoi pourrait ressembler une journée sans téléphone un jour férié ou un week-end :

- *Une matinée sans téléphone*
- *Une après-midi sans téléphone*
- *Une soirée sans téléphone*
- *Une demi-journée sans téléphone*
- *Une journée entière sans téléphone*
- *Un week-end complet sans téléphone*

Et tu peux augmenter la liste !

ENDROITS CALMES

Découvre des endroits dans la ville où tu te sens en paix si tu n'as pas envie de « musiques symphoniques ».

- Une bibliothèque n'est pas seulement faite pour emprunter des livres ou étudier. Tu peux t'y asseoir et savourer la paix.
- Les églises ou d'autres espaces sacrés, en laissant de côté l'aspect religieux, sont souvent des endroits où règne le calme absolu.
- Des anciennes usines – mais aussi des terrains.
- Des anciennes voies ferrées. Pourquoi pas méditer dans un train abandonné.
- Les parcs, on y trouve toujours des espaces calmes.
- Dans les cafés, pas ceux branchés et remplis mais ceux qui sont vides. Peut-être que le café qu'on y sert n'est pas si bon et que l'aménagement n'est pas le plus joli mais tu y es au calme.
- Un toit-terrasse. Parfois on découvre qu'il existe en ville des terrasses sur les toits, sur lesquels on peut grimper. Super, il n'y a personne aux alentours et en plus la vue est sublime.
- Un fleuve, un petit lac ou un étang. Être assis simplement là et observer comment l'eau coule et brille au soleil. C'est apaisant.

Challenge 2 : parle-moi

Il s'agit ici de prendre son courage à deux mains et de commencer une conversation avec un inconnu. Je sais que ce genre de situation peut rapidement être pris pour de la drague, mais fais-le tout de même. Ne t'attarde pas sur son décolleté ou sur son visage avant de rentrer en contact avec cette personne, parce que sinon elle n'aura pas envie de te parler. Mais de toute façon, sauf s'il s'agit de drague, ça ne serait pas la fin du monde si la personne ne veut pas te parler. Il y a tellement de célibataires en ville qui essayent de trouver un partenaires grâce aux applications de rencontre. Mais qui sait, peut-être que l'homme ou la femme de tes rêves est assis en face de toi dans le tramway.
Pour ce défi, n'oublie pas les personnes âgées. Certaines sont souvent assises seules sur un banc dans un parc pendant de longues heures. De nombreuses vieilles personnes se réjouissent de pouvoir mener une discussion spontanée et ont souvent plein de choses à raconter. De plus, n'abandonne pas si tu tombes sur un vieux monsieur grincheux. Tout le monde n'est pas comme ça.

Défi 3 : Fais du bien

Fais plaisir à quelqu'un que tu ne connais pas. Pose une fleur devant la porte d'un voisin ou aide une mère à porter sa poussette dans les escaliers. Il y a tellement de possibilités. À ce propos, j'ai une petite histoire à vous raconter : une fois, j'ai laissé passer un vieux monsieur à la caisse. Il collectionnait les points de supermarché afin de pouvoir recevoir des avantages. Il ne lui manquait plus que quelques points pour pouvoir s'offrir un bon couteau de cuisine et ne pouvait pas s'en payer un. Il a demandé à la vendeuse si elle ne pouvait pas lui faire une faveur en lui en donnant quelques-uns mais la vendeuse a répondu : « non, ce n'est pas possible ! ». Comme je ne collectionnais pas les points, j'ai dit à la vendeuse qu'elle pouvait offrir les miens au monsieur, ce qu'elle a fait un peu étonnée. Le vieux monsieur s'est mis à pleurer tellement il était ému. En laissant passer le monsieur devant moi à la caisse je l'avais rendu très heureux sans le savoir. Ce sentiment de bonheur ne fait pas seulement du bien à l'autre mais aussi à soi-même. Alors fais-le, mais fais-le sans aucune attente.

Défi 4 : Sourire !

Lorsqu'on voit quelqu'un sourire ou nous sourire, on pense souvent qu'il est un peu timbré ou on est un peu embarrassé et on regarde ailleurs. On essaye de ne pas rentrer dans son jeu. C'est quand-même bizarre que tant de gens réagissent aussi négativement à quelque chose de positif.
C'est à ton tour ! C'est toi qui deviens cette personne. Tu as pour tâche de sourire au maximum de personnes. Chaque défi est une expérience. Attends de voir comment tu te sens et quelles seront les réactions des gens, sans les juger. Tu peux également employer ce défi du sourire avec ton chef s'il est fâché, lors de moments de stress avec tes collègues, ton conjoint, ta famille ou tes amis. Souris tout simplement.
Un sourire peut parfois faire des miracles et changer une situation. De plus, on peut sourire intérieurement. Cela libère des

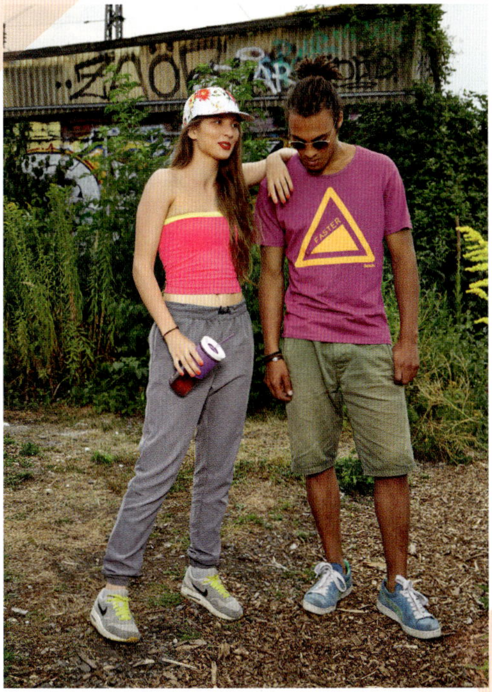

Prêt à l'action ! Fini avec la détente et les défis. C'est l'heure du yoga !

hormones du bonheur et tu répands du bonheur.
Je te souhaite de bien t'amuser avec ces défis. Je ne te souhaite pas de gagner car il ne s'agit pas de cela ici !

TA VILLE – TON ESPACE DE YOGA

Tu as donc appris à redécouvrir ta ville pour améliorer tes relations aux autres et aiguiser tes sens. Nous arrivons aux choses sérieuses et nous arrivons aux exercices de yoga urbain.

- *Dans le premier grand chapitre d'exercices, tu remarqueras que tu n'es pas obligé de faire du yoga à la maison ou à l'intérieur pour appeler cela du yoga. Ce qu'il y a de beau avec le yoga urbain c'est que tu as la liberté de le pratiquer partout et à tout moment et que tu n'as pas besoin de porter des vêtements de sport. Découvre des éléments que tu peux utiliser pour faire du yoga. Tu peux toujours faire un exercice de yoga, peu importe où tu te déplaces. Tu trouveras des exercices pour débutants et des exercices pour avancés ainsi que des astuces et conseils pour « @ home ». Les variations sont indiquées de cette façon : « ! Try this ».*
- *Le 2e chapitre contient des enchaînements de yoga qui peuvent se faire à chaque instant, que tu sois à la maison ou dehors.*
- *Pour comprendre comment combiner les exercices de yoga et le skate ou le longboard c'est à partir de la page 126.*
- *Les réponses à ta question de savoir s'il faut que tu deviennes végétalien avant de commencer le yoga se trouvent au dernier chapitre. C'est dans ce chapitre également que tu trouveras des nouveaux défis pour aiguiser tes sens.*

Enjoy !

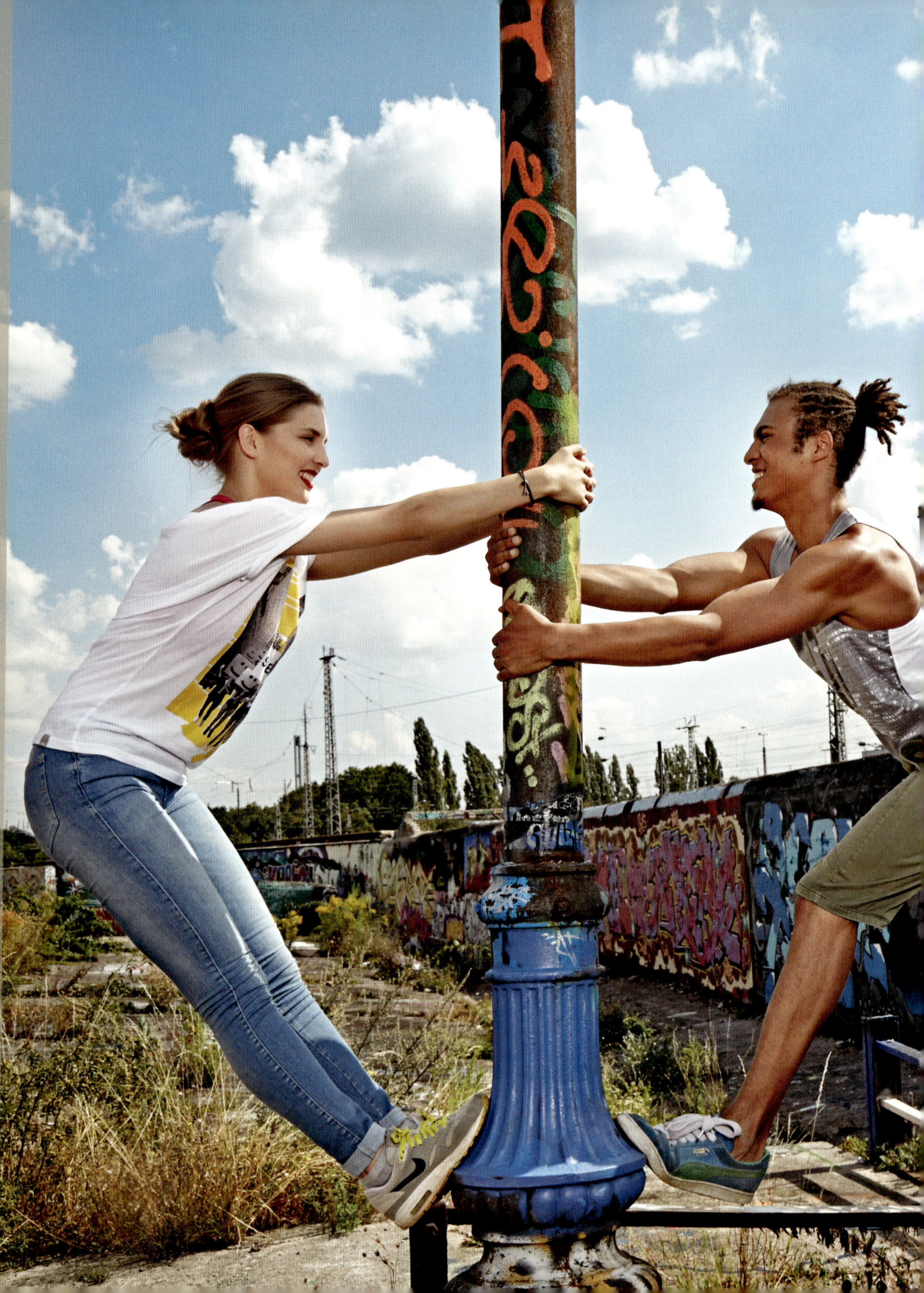

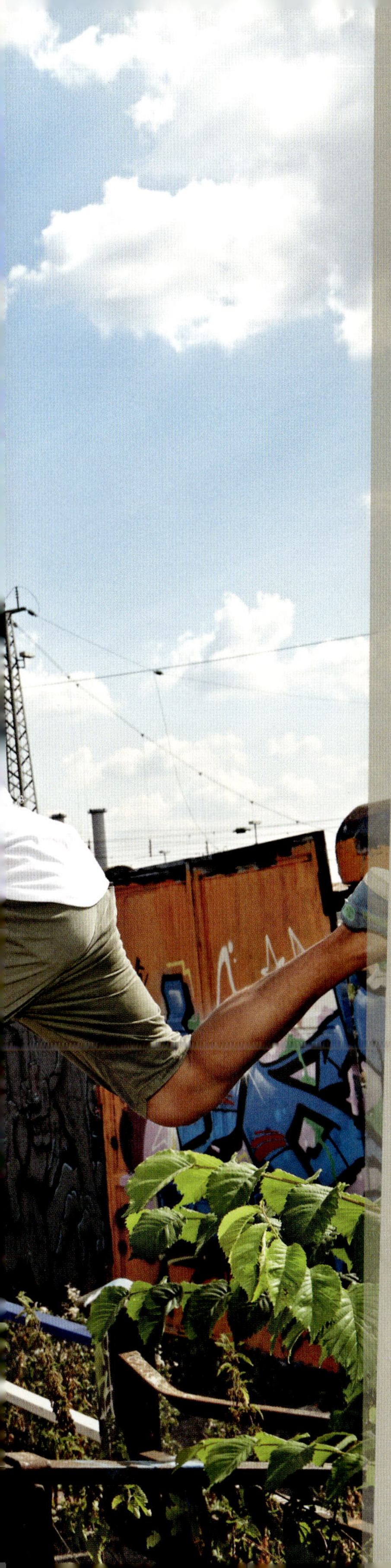

2

POSES URBAINES

Tes exercices ici et partout

LAZY BENCH

Savoure la vie

Fais une pause ! C'est exercice est parfait lorsque tu dois passer beaucoup de temps assis en journée. Il allonge la cage thoracique et libère ainsi de la place pour respirer. De plus, il renforce des abdominaux.

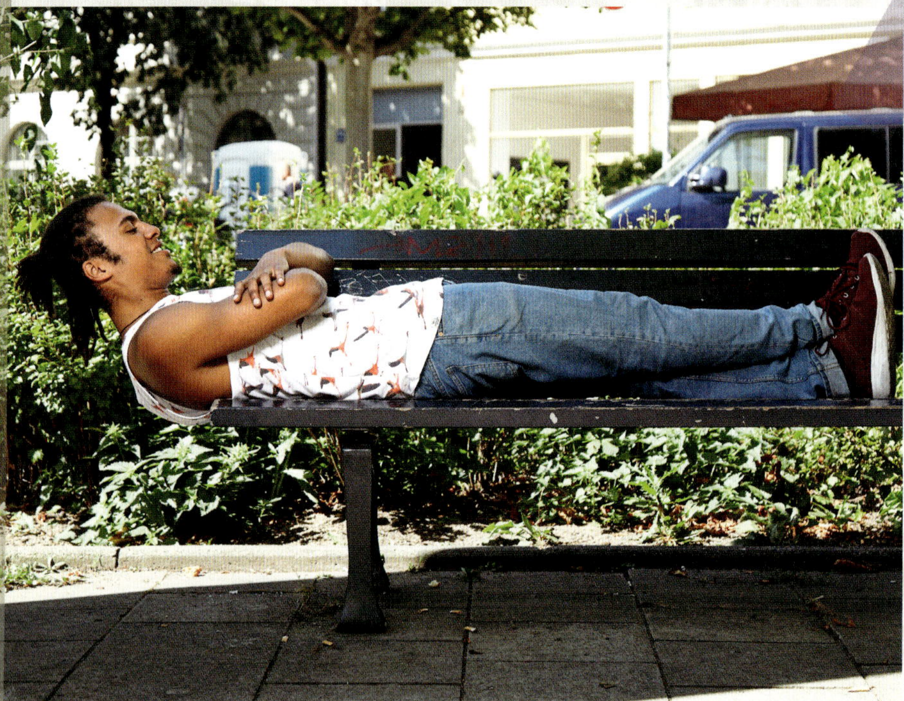

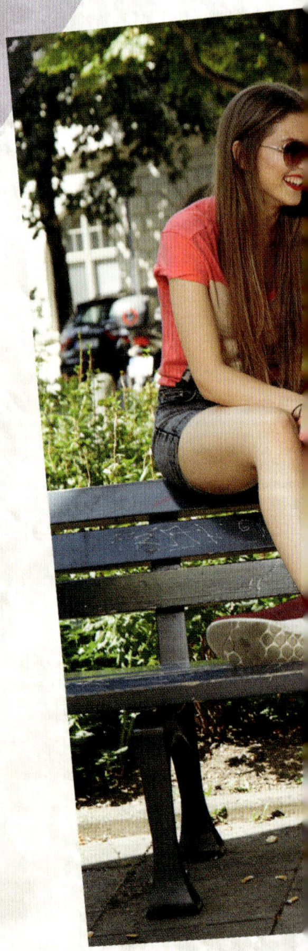

▲ Étape 1

Allonge-toi sur un banc. La tête, les omoplates et le cou ne touchent pas le banc mais restent en l'air. Croise tes jambes et tes bras et baisse ton menton vers ta poitrine.

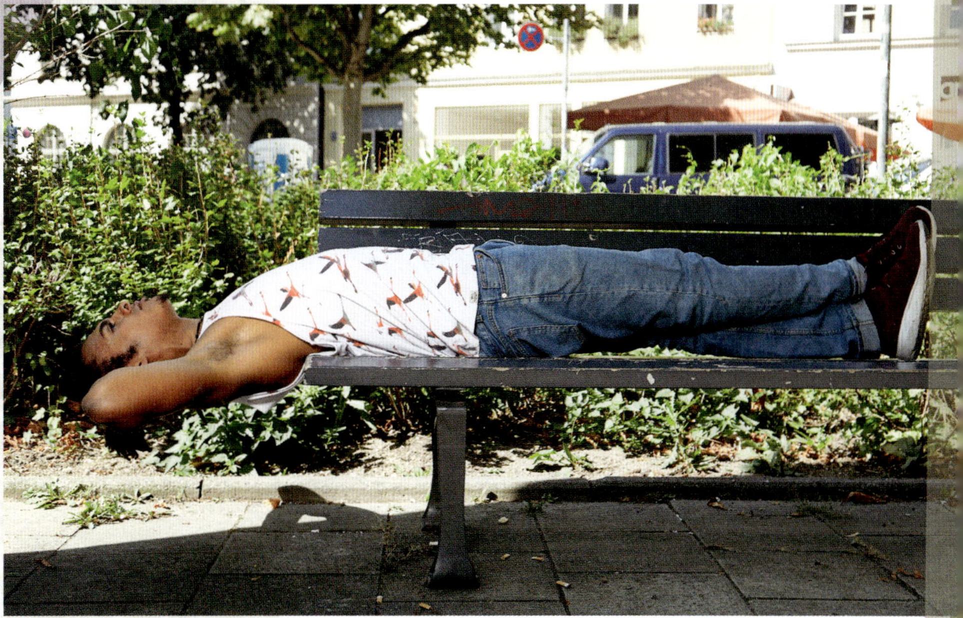

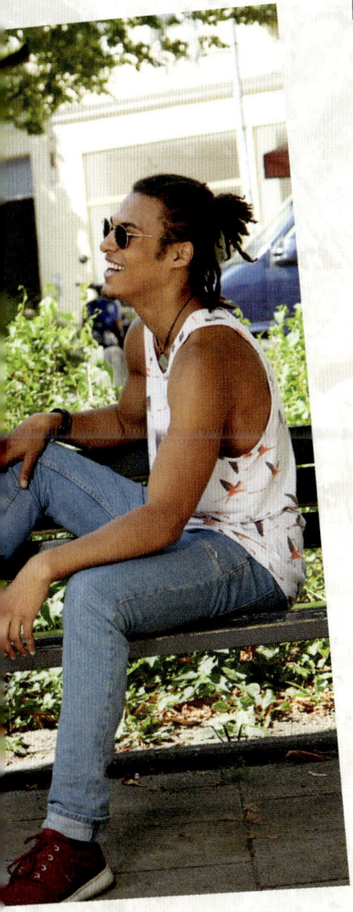

▲ Étape 2

Pose ta tête sur la paume de tes mains, penche-toi en arrière et cambre ton dos. Attention, ça ne doit pas faire mal ! Croise tes jambes dans l'autre sens et recommence l'exercice depuis le début.

@ HOME

Cela s'applique à tous les exercices : Maintenir les poses de 4 à 8 respirations, puis changer de côté.

UP IN THE AIR

Sois libre

Un exercice « deux-en-un », qui renforce et détend.
Tu pourras sentir l'étirement dans la poitrine et dans les bras.
De plus, cet exercice renforce les triceps et le dos.

▼ Étape 1

Assieds-toi au bord d'un banc, tout à l'avant. Étire tes bras vers l'arrière et repose tes bras sur le dossier. Les paumes des mains sont tournées vers le bas. Les jambes sont loin du corps et sont fléchies. Penche-toi en avant avec la partie supérieure de ton corps.

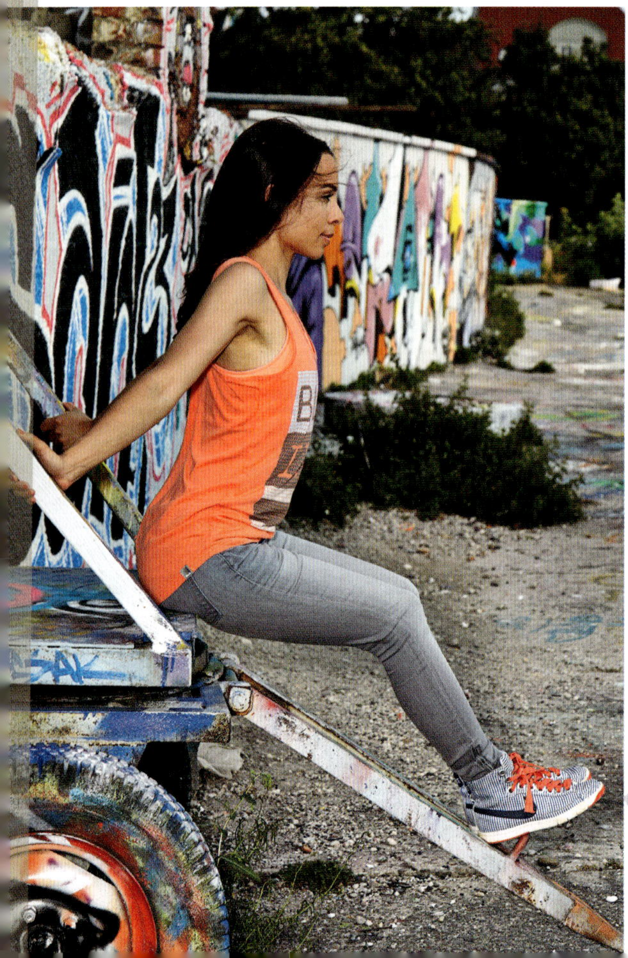

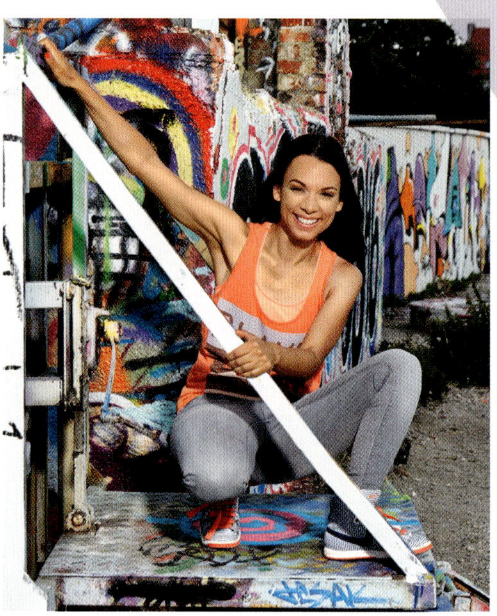

Étape 2 ►

Pousse avec tes mains le dossier, avance les fesses vers l'avant et vers le haut. Étire les jambes et presse tes pieds fortement dans le sol.

@ HOME

Cet exercice peut se faire à la maison dans un cadre de porte.

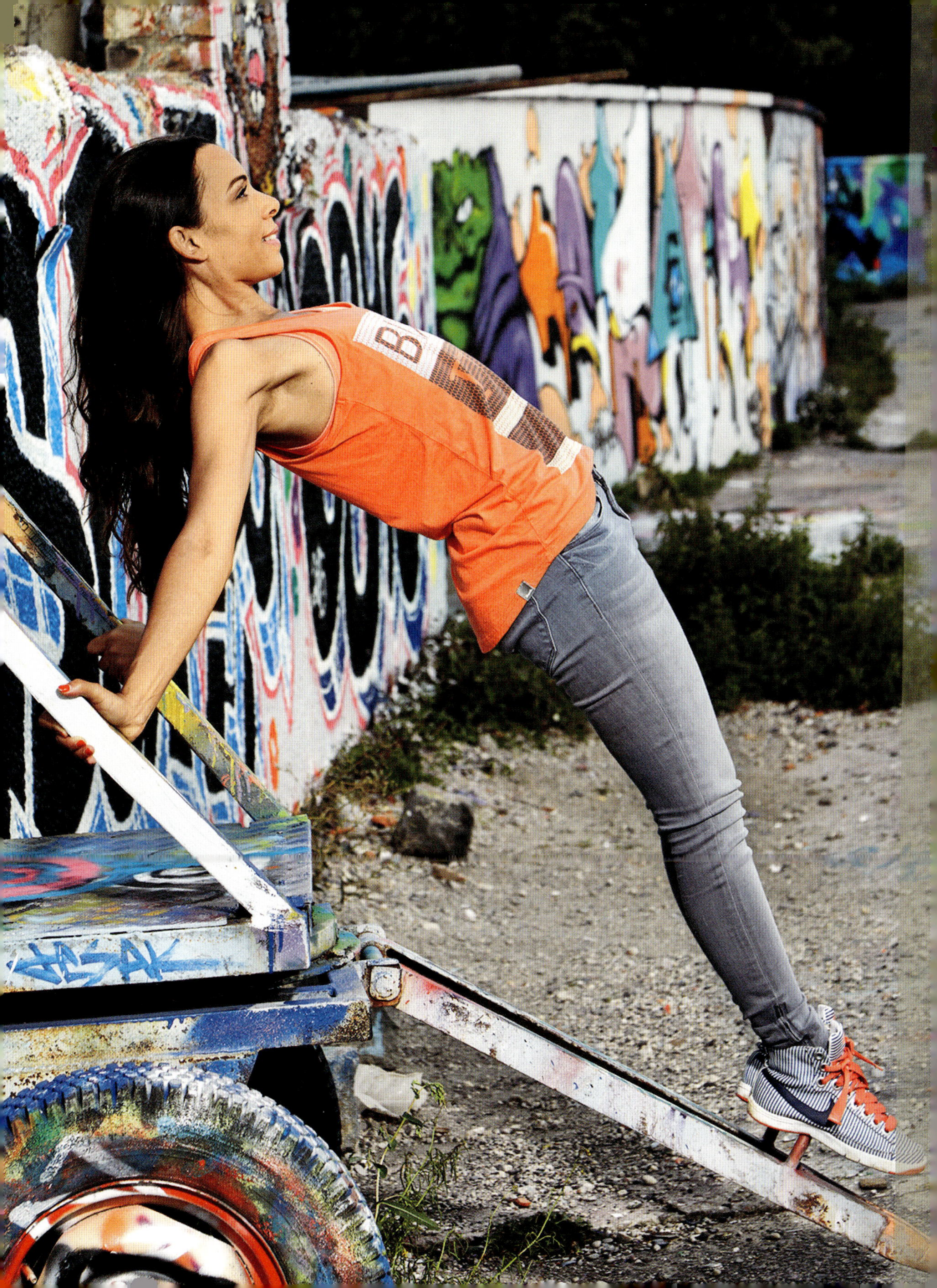

OPEN TRIANGLE

Passe une belle journée

Tes hanches sont-elles rigides ? Te sens tu complètement crispé ? Que ça soit pour danser, faire l'amour ou à cause de maux de dos, plus de mobilité ne peut pas faire de mal aux hanches.

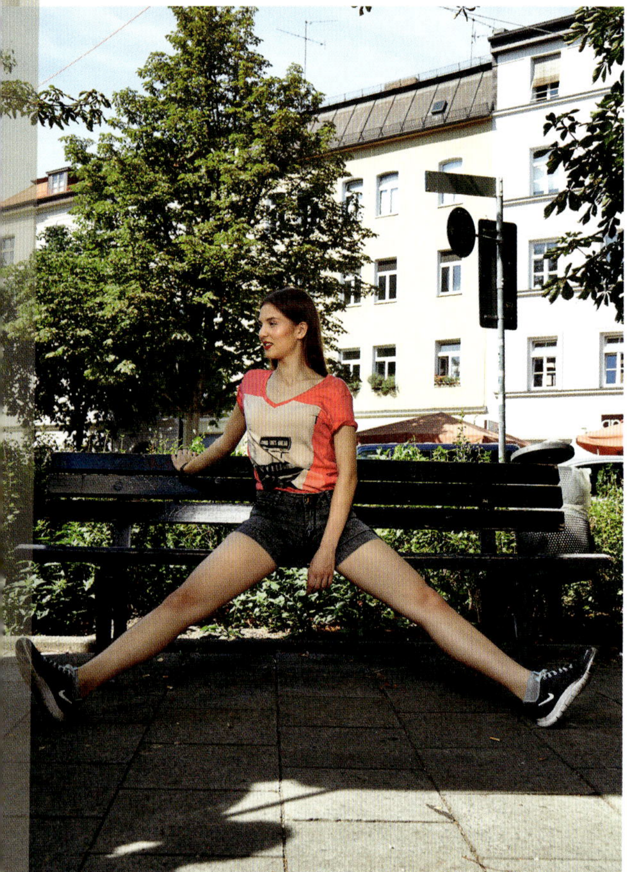

▲ Étape 1

Assieds-toi tout à l'avant sur un banc. Écarte tes jambes jusqu'à ce que tu sentes un étirement dans les cuisses. Pose la main gauche sur le dossier du banc.

▼ Étape 2

Tourne ton buste vers ta jambe droite. Étire ton bras gauche vers le haut et penche ton corps tout en le maintenant bien droit vers la jambe droite.

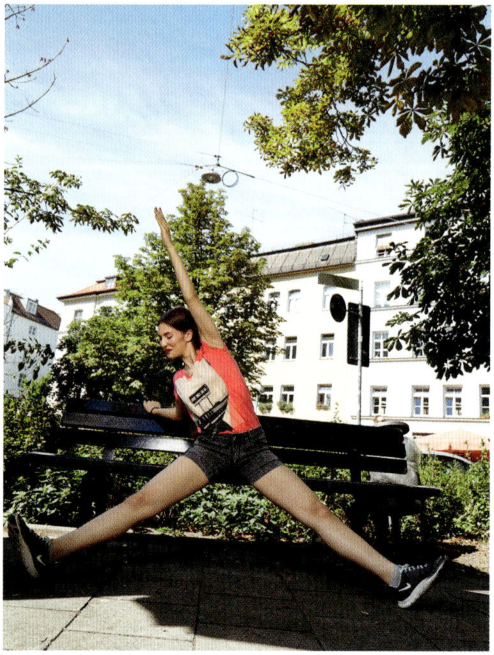

LEG STRETCH

Prends ton temps

Un super exercice pour les coureurs.
On étire des endroits du corps qui sont souvent très rigides,
surtout l'arrière des jambes et l'avant des cuisses.

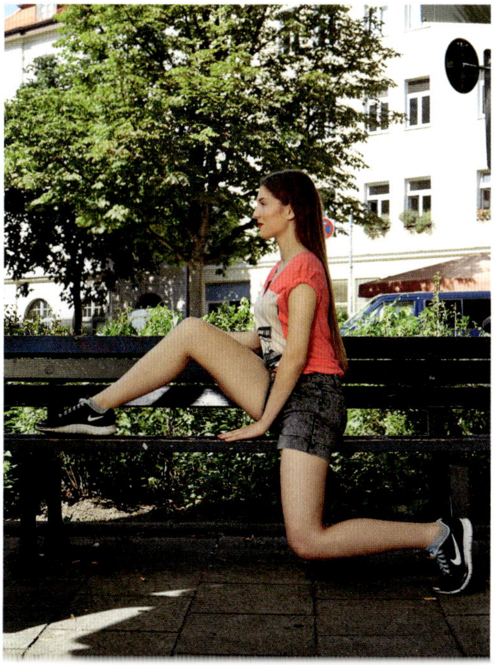

▲ Étape 1

Assieds-toi de profil sur un banc. Plie la jambe droite de côté sur le banc et laisse la gauche au sol. Appuie-toi de ta main gauche sur le banc et de ta droite sur le dossier.

▼ Étape 2

Étire ta jambe droite sur le dossier du banc et touche ton pied. Laisse ta jambe gauche pliée. Appuie-toi de ta main gauche comme tu le peux. Maintiens la position puis change de côté.

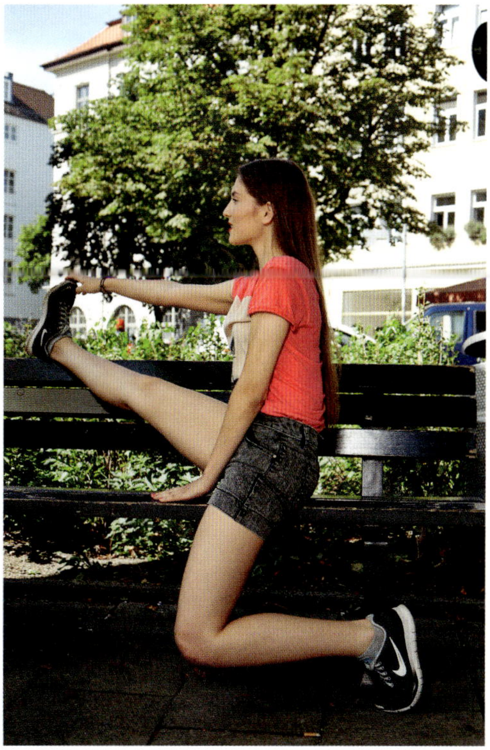

ALLROUNDER

Vas y !

Renforcer le dos, raffermir les jambes et les fesses, étirer les jambes et augmenter la concentration. Voilà ce que peut un exercice de yoga à lui seul.

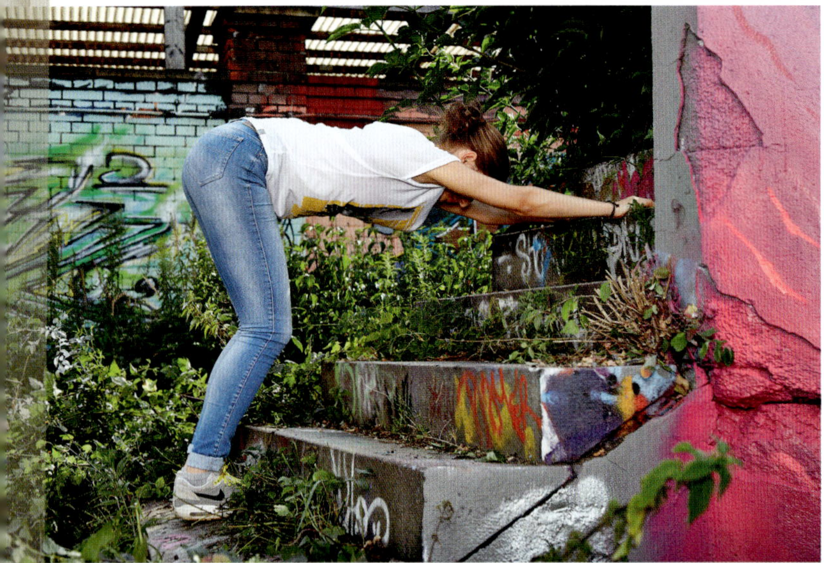

◂ Étape 1

Adosse-toi à un dossier de banc ou à une marche avec tes 2 mains à largeur d'épaules. Le dos est droit. Ferme les jambes et plie-les légèrement.

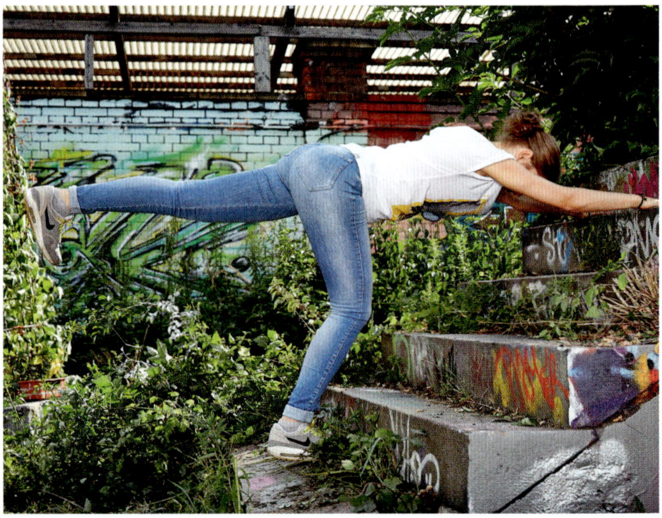

▸ Étape 2

Étire ta jambe droite vers l'arrière et vers le haut, la pointe du pied vers toi. Si tu veux plus d'étirement, alors tends également la jambe gauche. Le dos doit rester toujours droit. Maintenir la position puis changer de côté.

PUSH UP

Respire

L'exercice parfait pour le corps entier, par tous les temps et partout. Un exercice d'appui qui entraîne les muscles de ton corps.

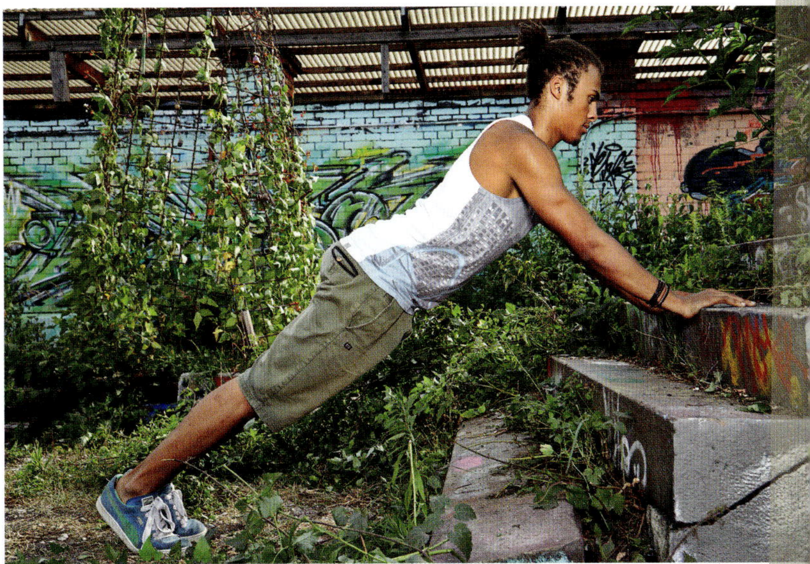

▸ Étape 1

Appuie-toi sur les marches d'un escalier, un banc ou au sol, plus tu te baisses plus l'exercice est difficile. Ton corps est droit.

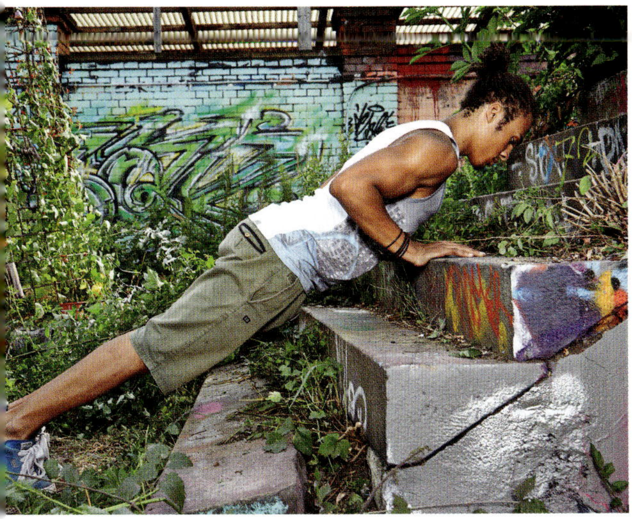

◂ Étape 2

Penche tes bras et baisse ton corps mais pas totalement de façon à ne pas t'appuyer totalement. Lors de la flexion, maintiens les bras et les coudes contre le corps.

ALLEZ !

Ce n'est pas le moment de se laisser aller! N'affaisse pas ton bassin! Et aussi : fais des petits cercles avec tes poignets et tes épaules plusieurs fois avant de commencer l'exercice.

TWISTING

Que la joie et le rire soient toujours avec toi

Mal au dos ?
Se tourner, tourner la colonne vertébrale,
la renforce et maintient sa souplesse.

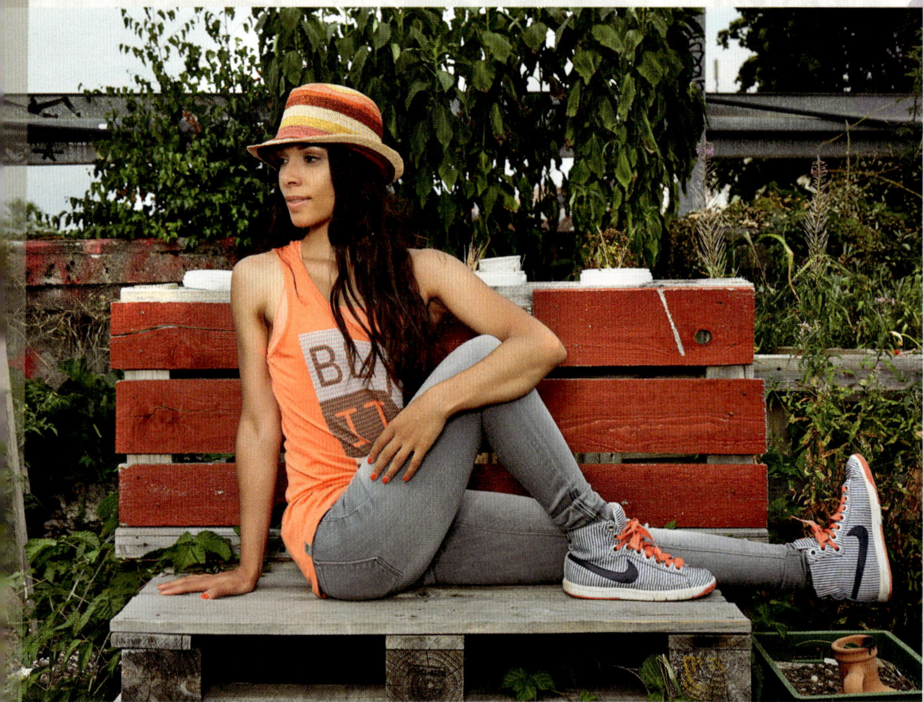

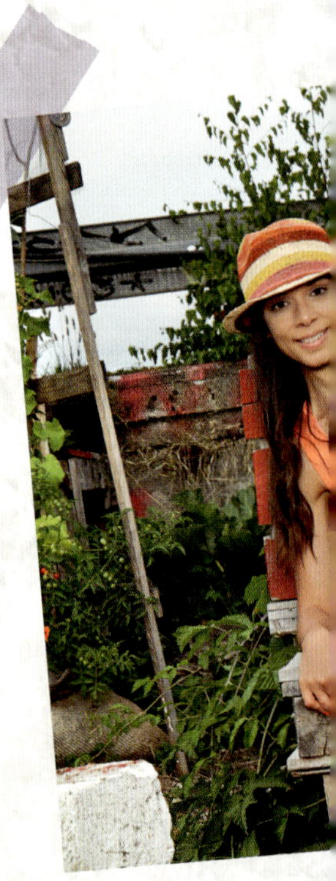

▲ Étape 1

Assieds-toi de côté sur un banc. Ton dos contre le dossier, ta jambe gauche allongée vers la gauche et ta jambe droite repliée. Entoure ton genou droit de ton bras droit. Appuie-toi de ta main droite et tourne ta tête vers la droite.

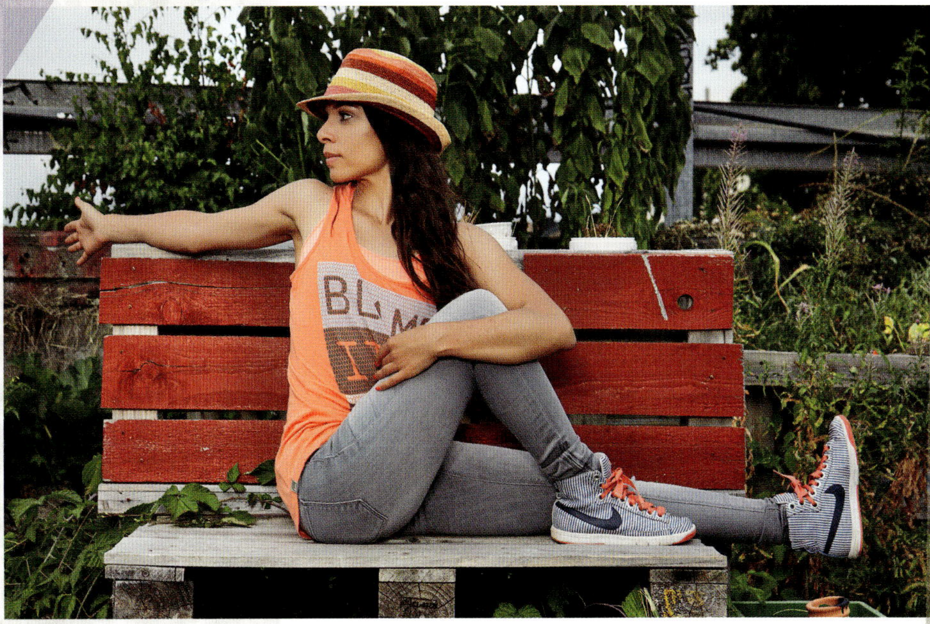

▲ Étape 2

Renforce l'allongement et la rotation et posant la main droite sur le dossier du banc. Ton dos devrait rester toujours droit.

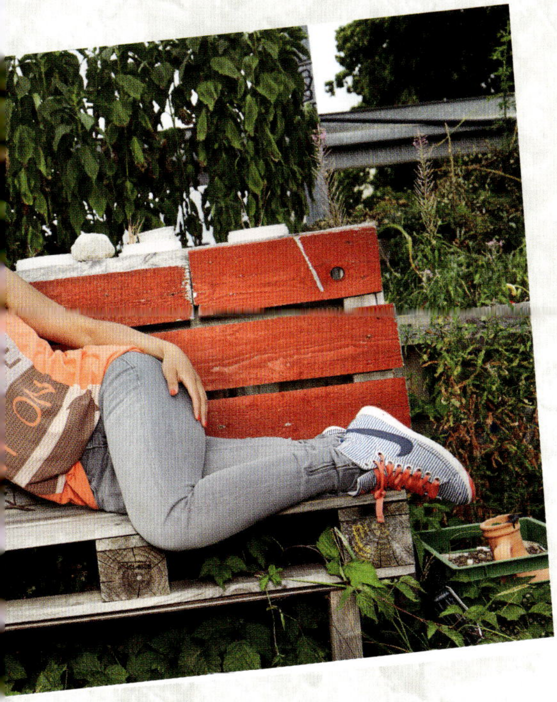

PULLING

Profite

C'est un exercice qui étire tout le corps, de la tête aux pieds. De plus, tu étires ta musculature respiratoire.

▼ Étape 1

Tiens le haut d'une balustrade de tes 2 mains. Pose ton pied droit sur la barre du bas et plie ta jambe. Le haut de ton corps et tourné vers la balustrade.

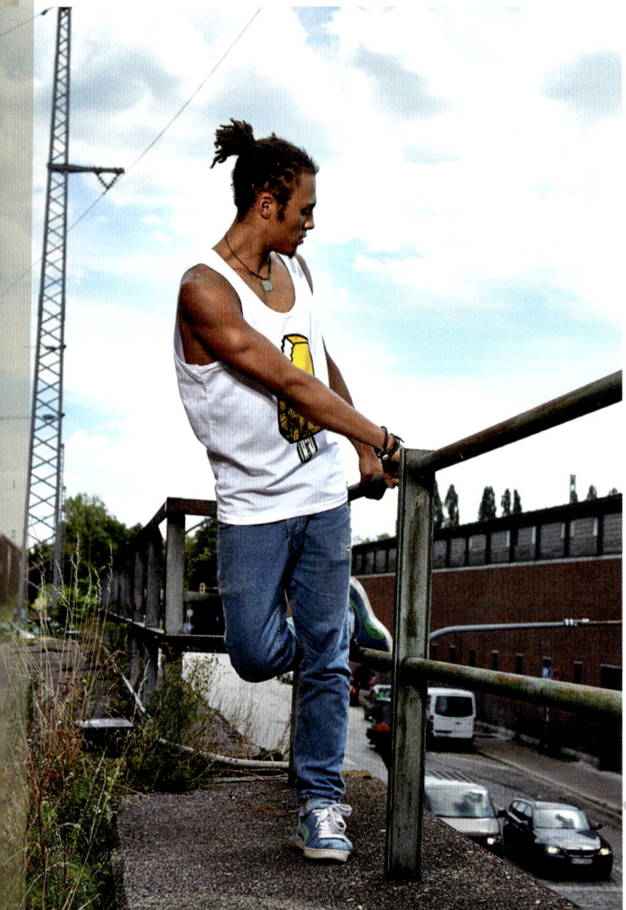

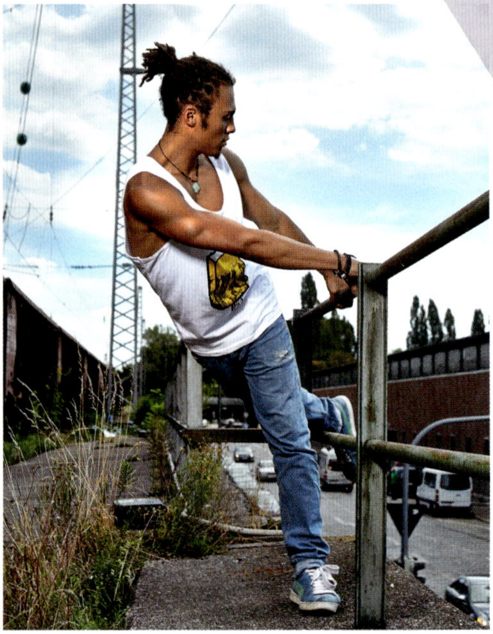

▲ Étape 2

Penche-toi (à fond)! Penche le haut de ton corps loin de la balustrade et tire de tes mains vers elle. Étire ta jambe droite.

@ HOME

Tu peux utiliser le cadre de la porte pour les mains et pour appuyer tes pieds tu peux utiliser l'assise d'une chaise.

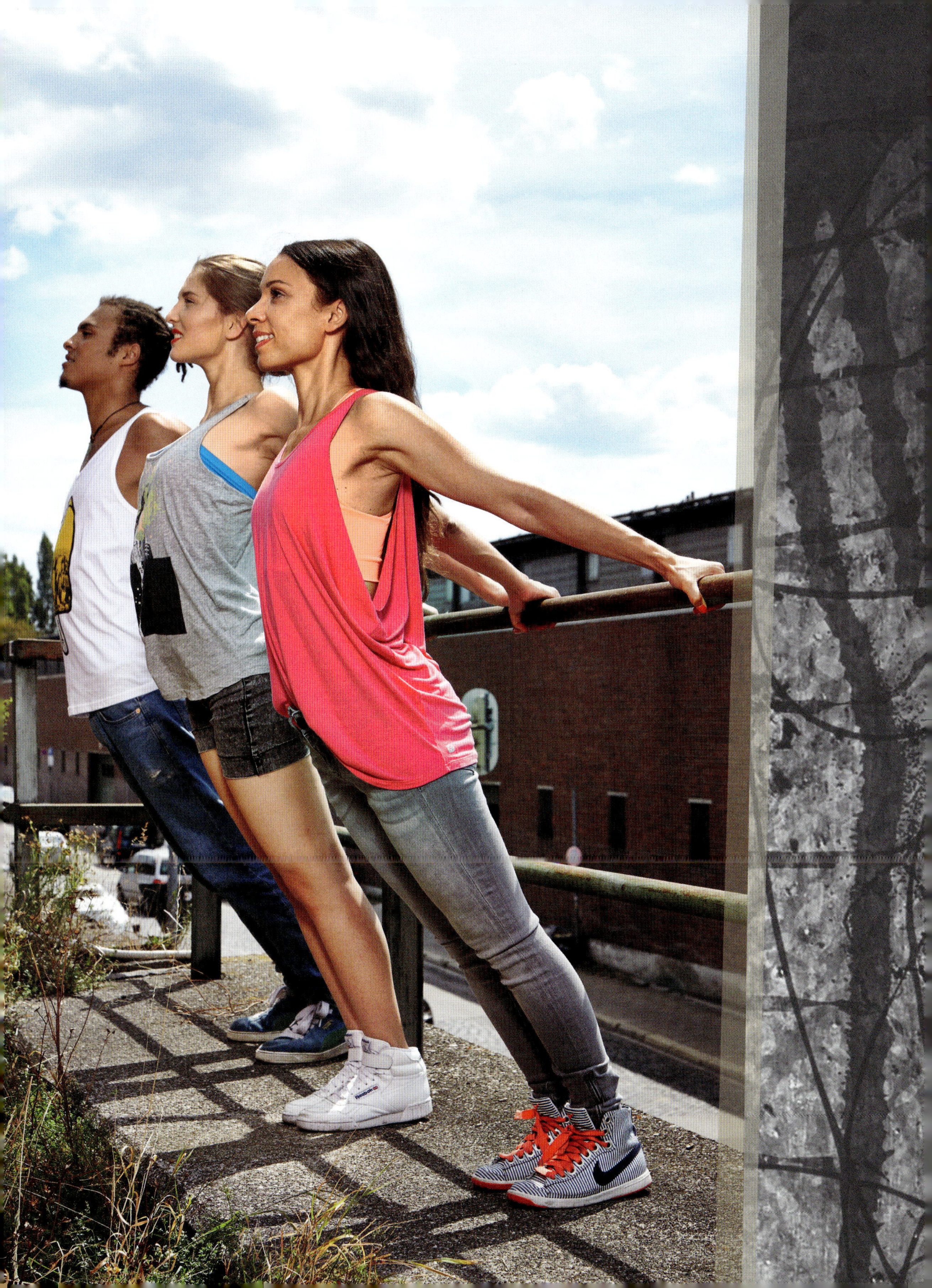

THE V

Garde le sourire

Sois fier de toi et montre tes forces !
Cet exercice demande beaucoup de force dans les bras et de la flexibilité à l'arrière des jambes.

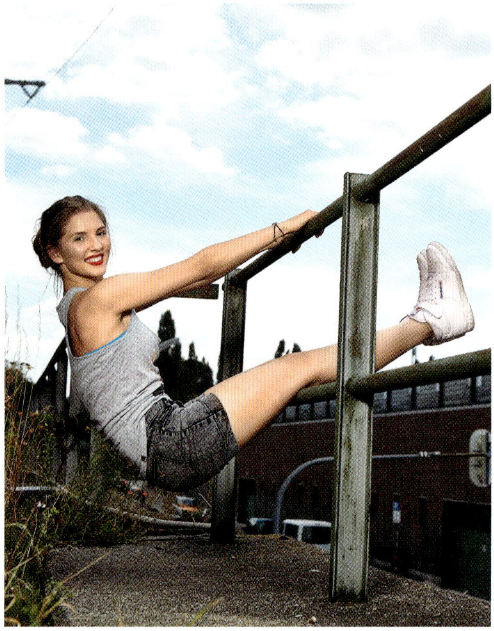

▼ Étape 1

Mets tes jambes sur la barre du bas de la balustrade et accroche-toi avec les mains à celle du haut. Tes fesses pendent et ton dos est tout droit.

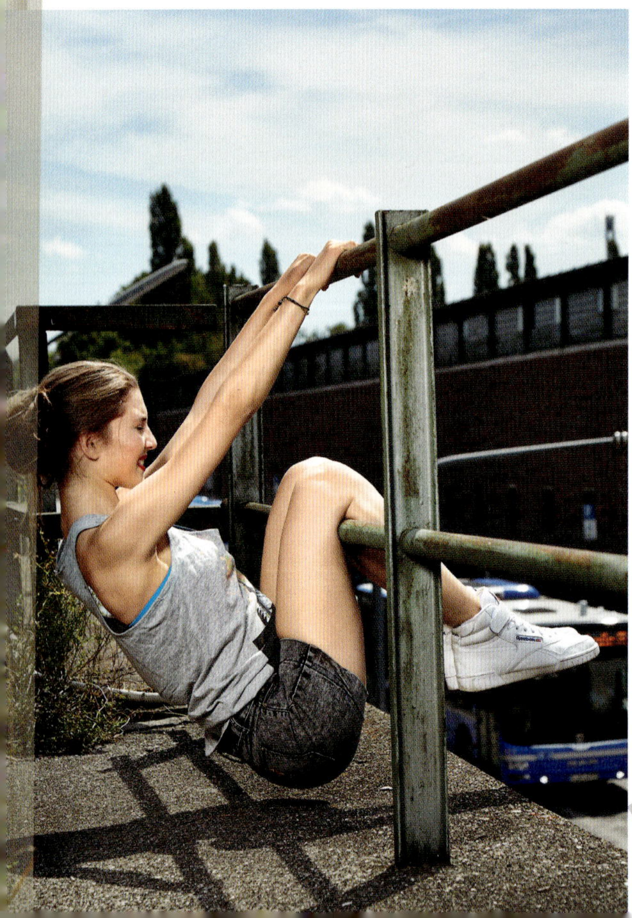

▲ Étape 2

Recule tes fesses en arrière et pousse-toi vers le haut. Tends les bras et maintiens ton dos droit pendant tout le temps de l'exercice.

@ HOME

Assieds-toi dans ton canapé, les pieds sur le dossier. Prends le dossier du canapé de tes 2 mains.

HOP ON

Sois fort

Pas besoin de faire des tractions, quand on monopolise les muscles des bras, des épaules et du dos pour trouver son équilibre.

▼ Étape 1

Mets-toi devant une balustrade ou un échafaudage. Un pied repose sur la barre, l'autre sur le sol. Ou, selon la hauteur de la balustrade, il flotte en l'air. Tiens-toi avec les 2 mains à une barre ou à un morceau de balustrade plus haut.

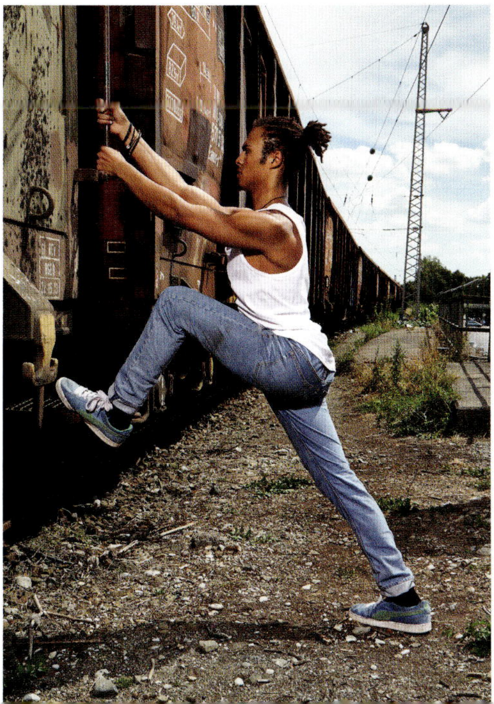

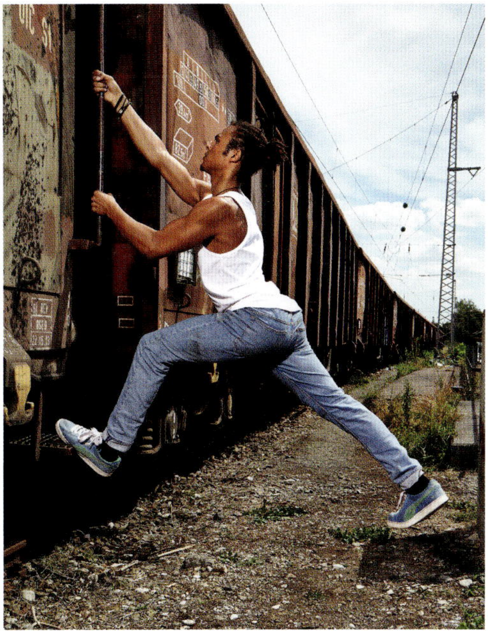

▲ Étape 2

Plie tes mains et redresse-toi, ainsi la jambe qui est plus bas flotte en l'air. Tiens-toi à l'aide de la force de tes mains et de la jambe qui prend appui. Étire ta cage thoracique.

@ HOME

Teste l'exercice dans ta cage d'escalier.

UPSIDE DOWN

Laisse ton esprit vagabonder

Calmos baby !
Quand tout va de travers, quand rien ne fonctionne, regarde la vie dans l'autre sens.

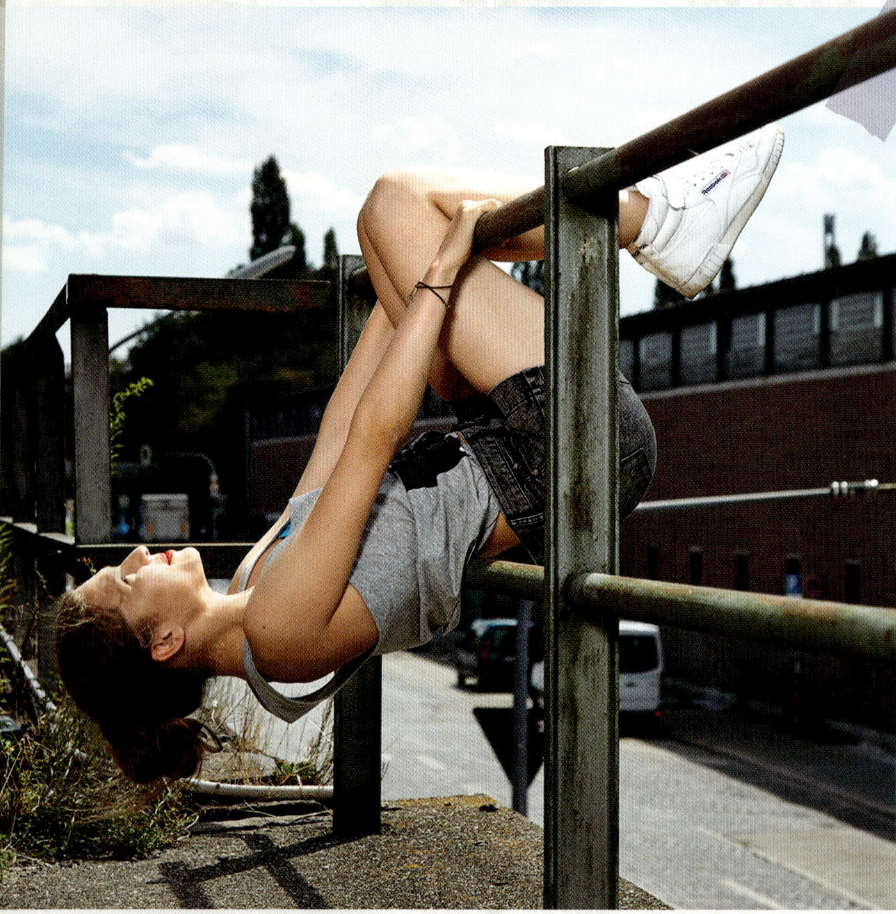

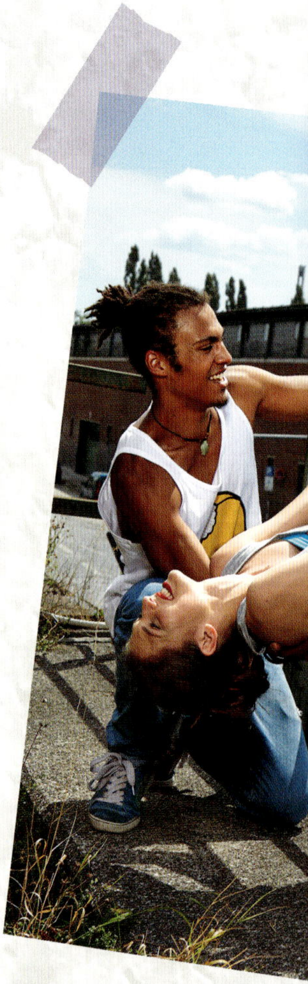

▲ Étape 1

Accroche tes jambes à une rambarde, il y en a toujours dans les terrains de jeu. Agrippe la barre de tes mains et laisse-toi pendre.

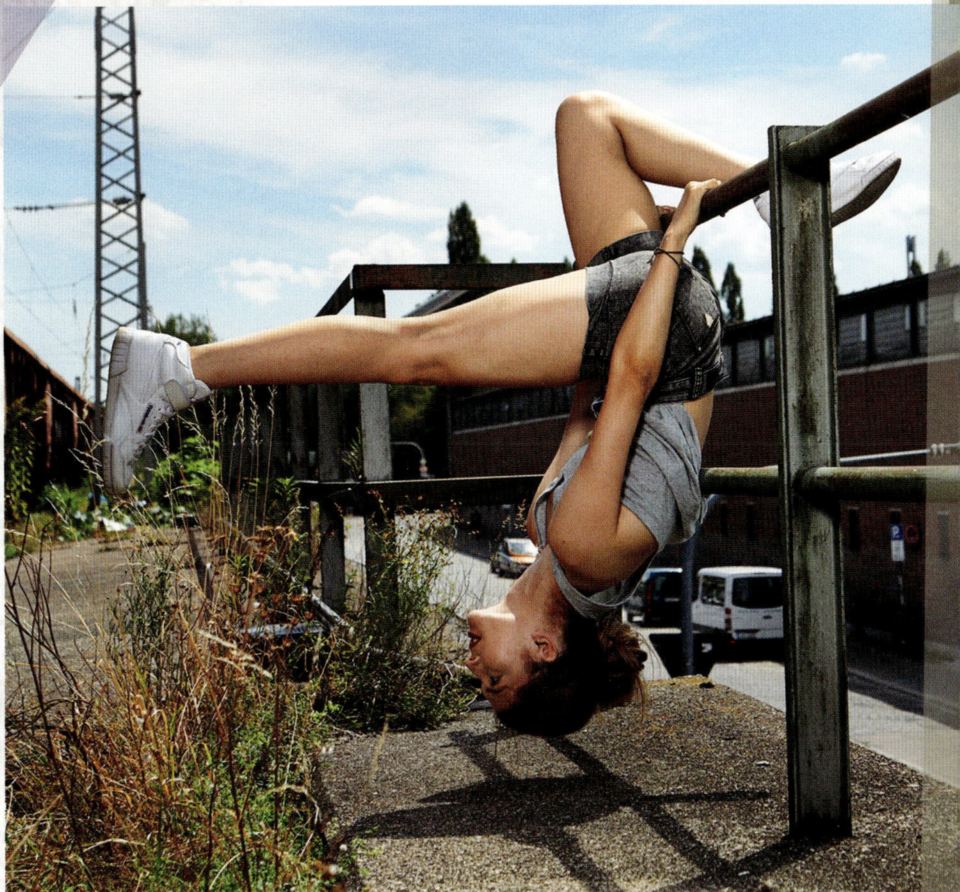

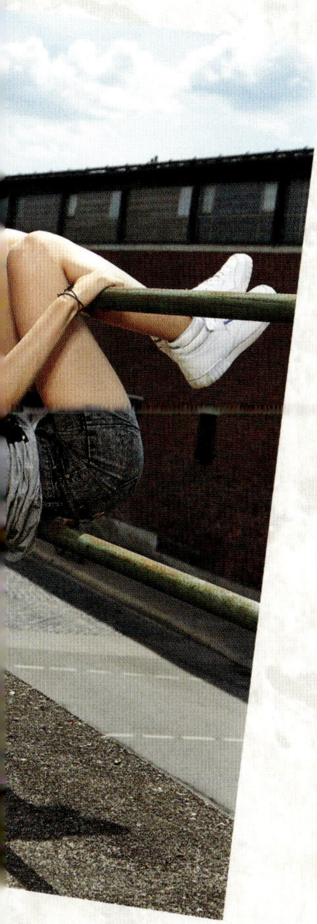

▲ Étape 2

Lâche tes jambes de la barre et étire-les au-dessus de la tête. Tiens-toi bien à la rambarde.

@ HOME

Allonge-toi sur le sol et monte tes jambes au-dessus de ta tête vers le sol. Soutiens tes vertèbres lombaires de tes mains.

STEP FORWARD

Avance et ne regarde jamais en arrière

Fais toujours un pas en avant et ne regarde pas derrière toi.
C'est la plupart du temps le meilleur chemin.
Prends plaisir à étirer tes jambes !

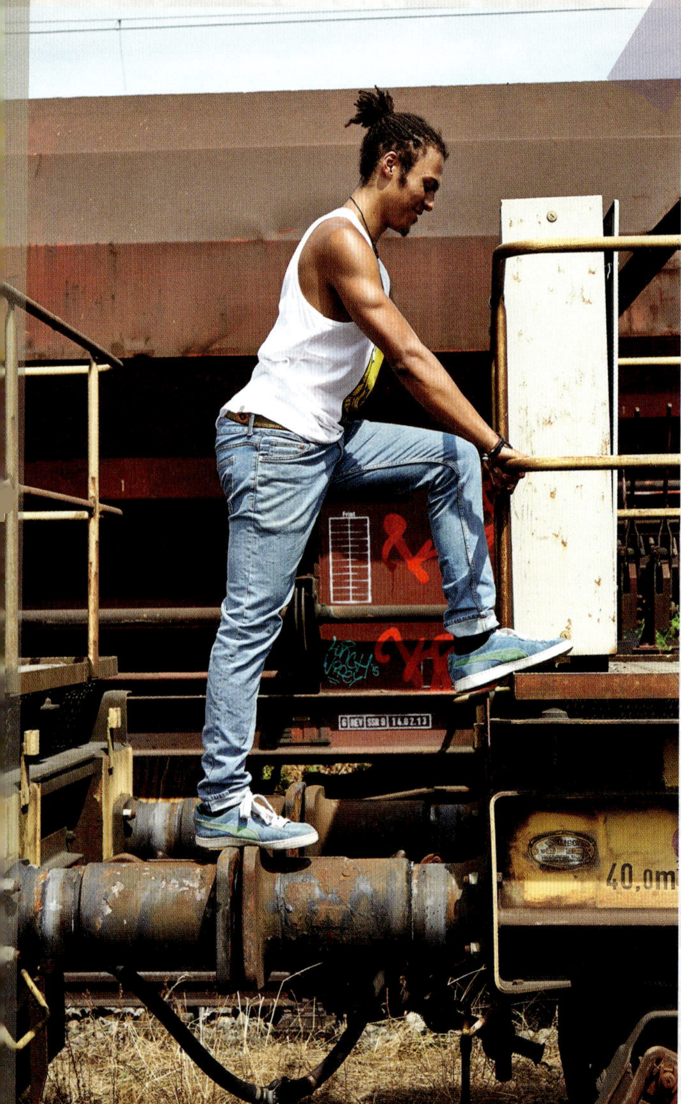

◂ Étape 1

Mets-toi debout devant une balustrade et tiens-toi à la barre du dessus ou celle du dessous s'il y en a une. Si la balustrade a deux barres, pose un pied sur celle du dessous. La jambe est pliée.

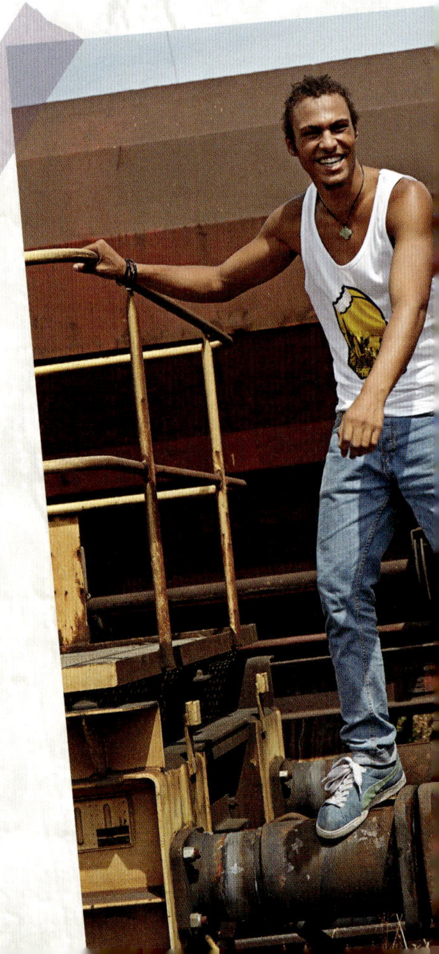

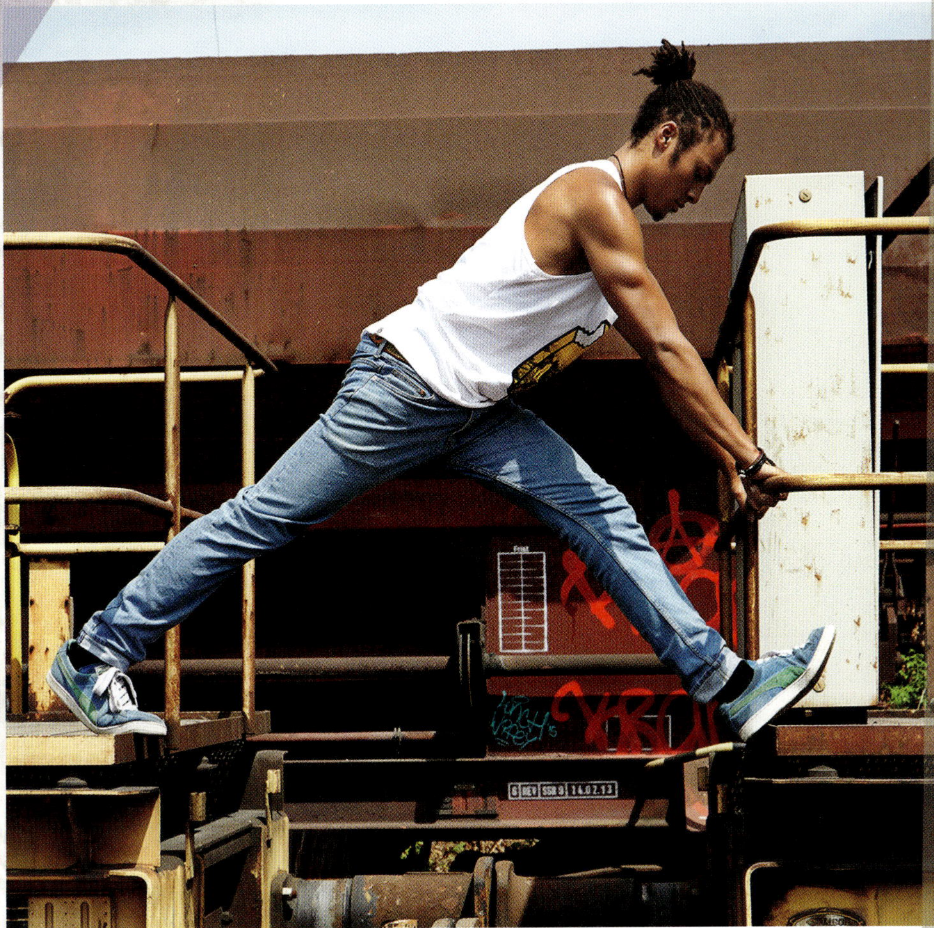

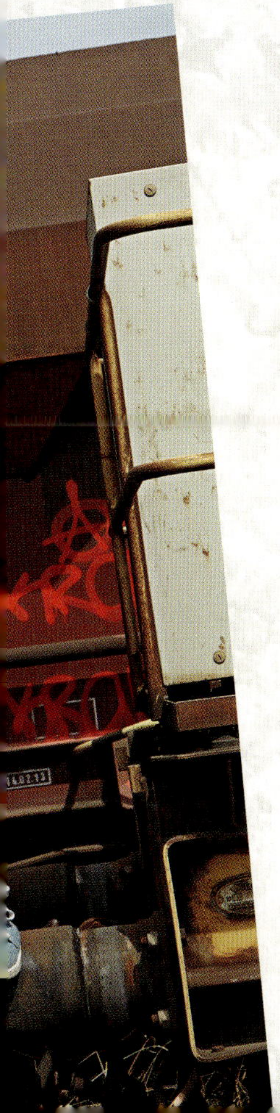

▲ Étape 2

Penche ton torse en avant. Pose ta jambe d'appui en arrière en faisant un bon pas et étire ta jambe avant.

@ HOME

Utilise une table et mets toi debout loin devant elle jusqu'à ce que ton corps fasse un angle de 90 degrés. Cela étire encore plus l'arrière des jambes.

LOVE ME

Lâche prise et relaxe

C'est bien de penser aux autres mais c'est tout aussi important de penser à toi. Cet exercice apporte la paix dans ta tête et assoupli les jambes.

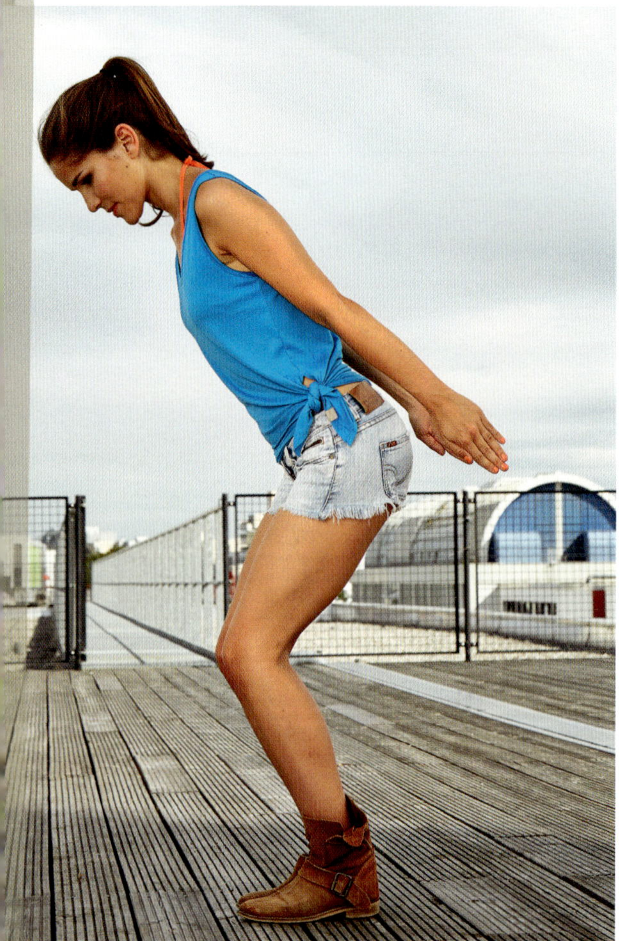

▲ Étape 1

Sers étroitement tes jambes. Maintiens ton dos droit et penche ton torse vers le sol. Étire tes bras vers l'arrière.

▼ Étape 2

Étire tes jambes et penche-toi en avant. Pose tes mains sur les tibias.

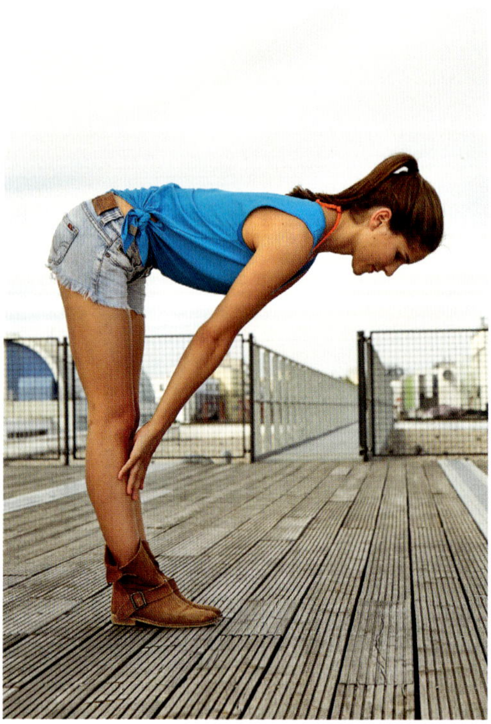

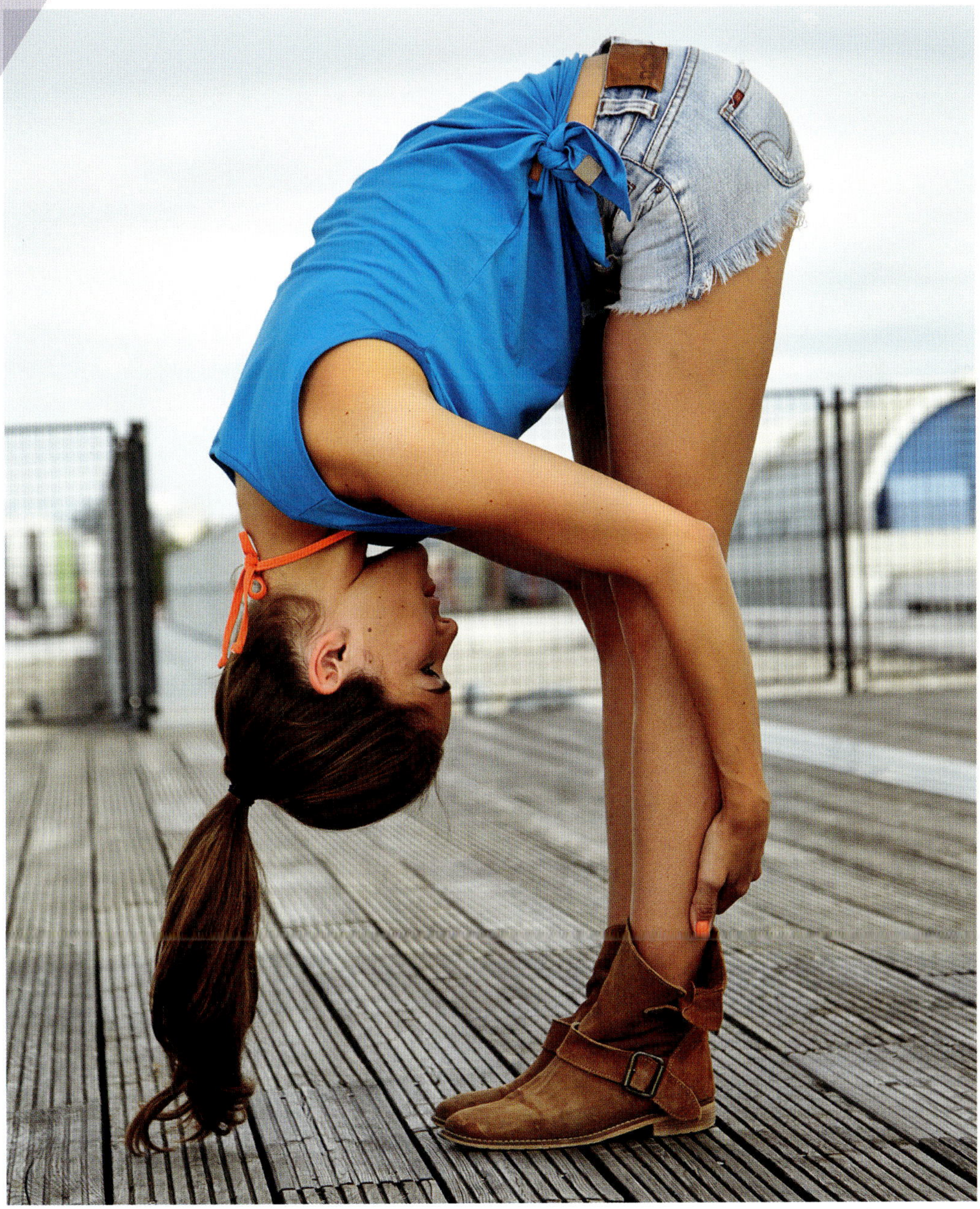

▲ Étape 3

Penche-toi encore plus en avant et pose tes mains sur les mollets. Essaie de t'approcher le plus possible de tes jambes.

À TESTER !

Si tu es encore débutant, alors fais l'exercice seulement jusqu'à l'étape 2 et maintiens la position.

TOUCH THE SKY

N'arrête jamais de rêver

Avoir des rêves et les rendre réels, voilà ce qui maintient en vie. Pour cela tu as besoin de force intérieure et extérieure et surtout de flexibilité de la nuque. Cet exercice peut t'aider.

▸ Étape 1

Mets-toi en position de pompes, ton corps est droit, comme une planche. Les bras sont tendus. Ta tête est droite dans le prolongement de la tête.

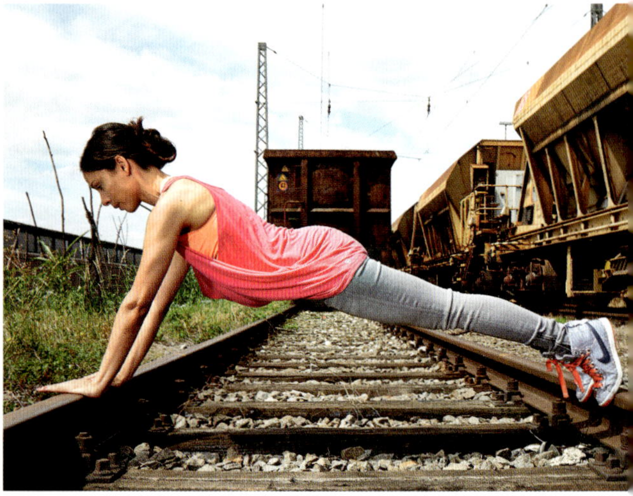

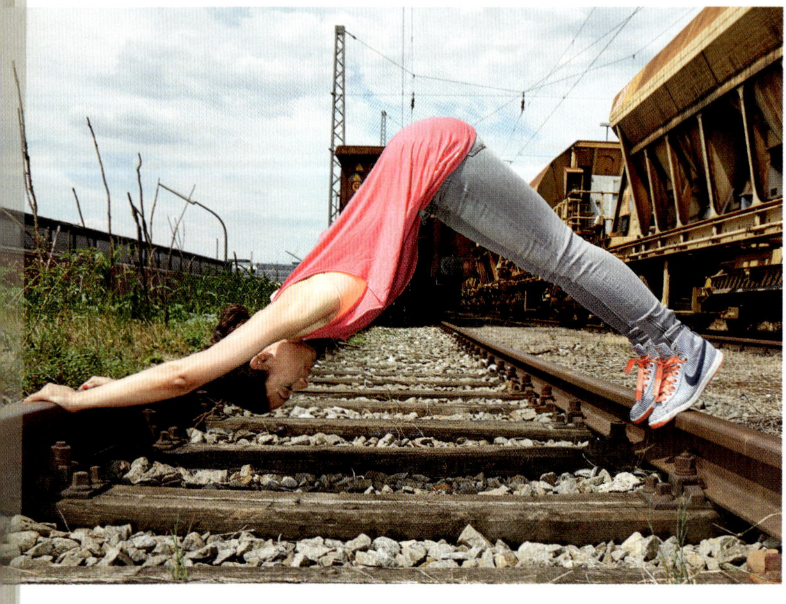

◂ Étape 2

Pousse-toi en arrière et en avant et monte tes fesses en avant. Ainsi tu formes un « V ».

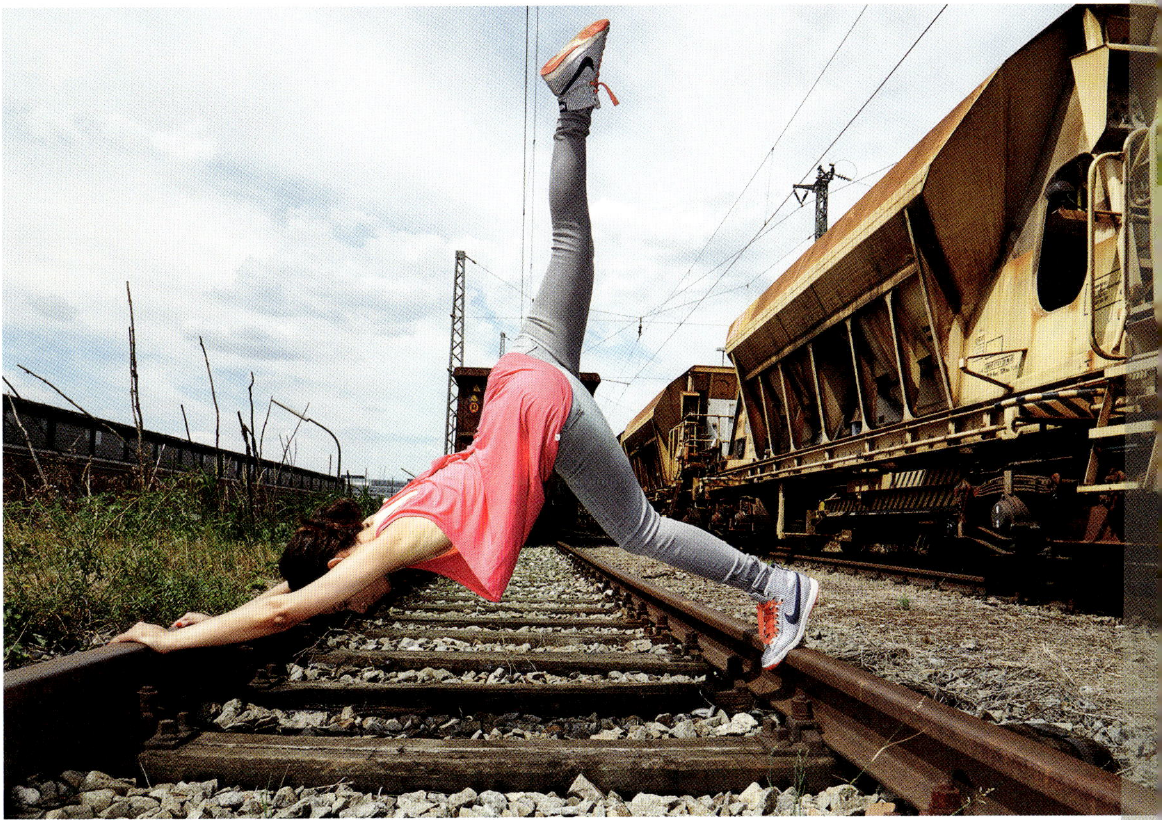

▲ Étape 3

Plie un peu tes jambes et étire ta cage thoracique vers les jambes. La tête reste entre les épaules. Et maintenant : touche les étoiles ! Étire une jambe droit vers le ciel.

@ HOME

C'est plus simple si tu t'appuies sur un banc, une chaise ou un coussin. Ainsi ton torse est plus haut et l'exercice est plus facile.

CONFIDENT TWIST

Aie toujours confiance en toi

C'est toujours bien d'avoir une bonne assise et une bonne opinion de soi-même. Il est également important de montrer de la flexibilité dans les situations lorsqu'elles en demandent. C'est exercice peut t'y aider.

▼ Étape 1

Mets-toi droit et fais un pas en avant. Le pied droit est devant et le pied gauche reste en arrière.

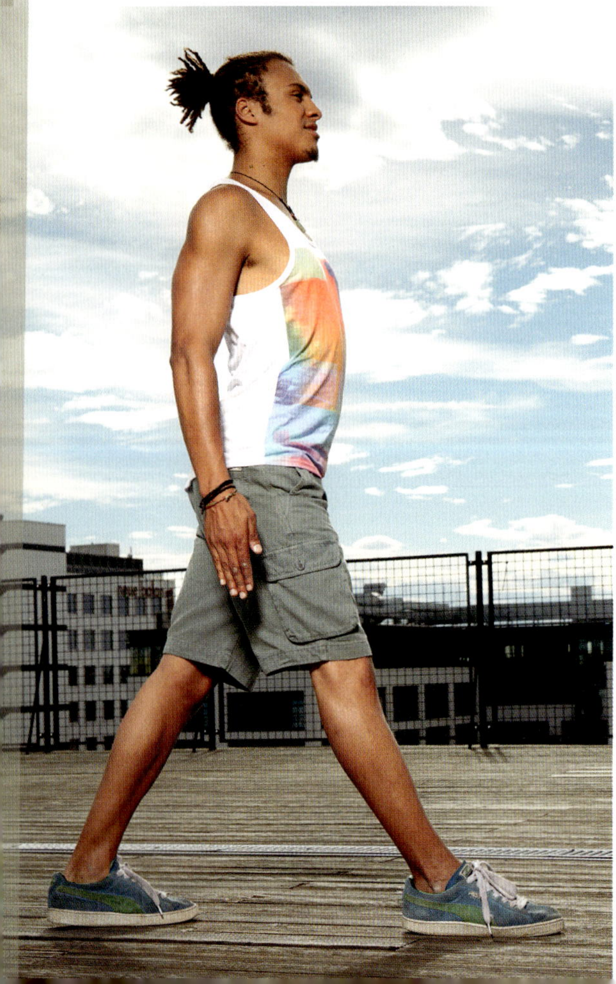

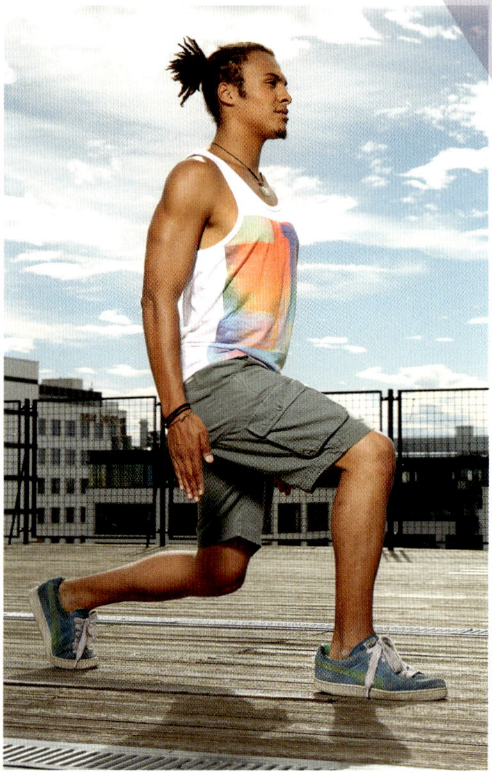

▲ Étape 2

Plie tes jambes. Les 2 jambes font un angle de 90°. Ne triche pas ! Maintiens ta jambe gauche tout autant pliée que la jambe droite.

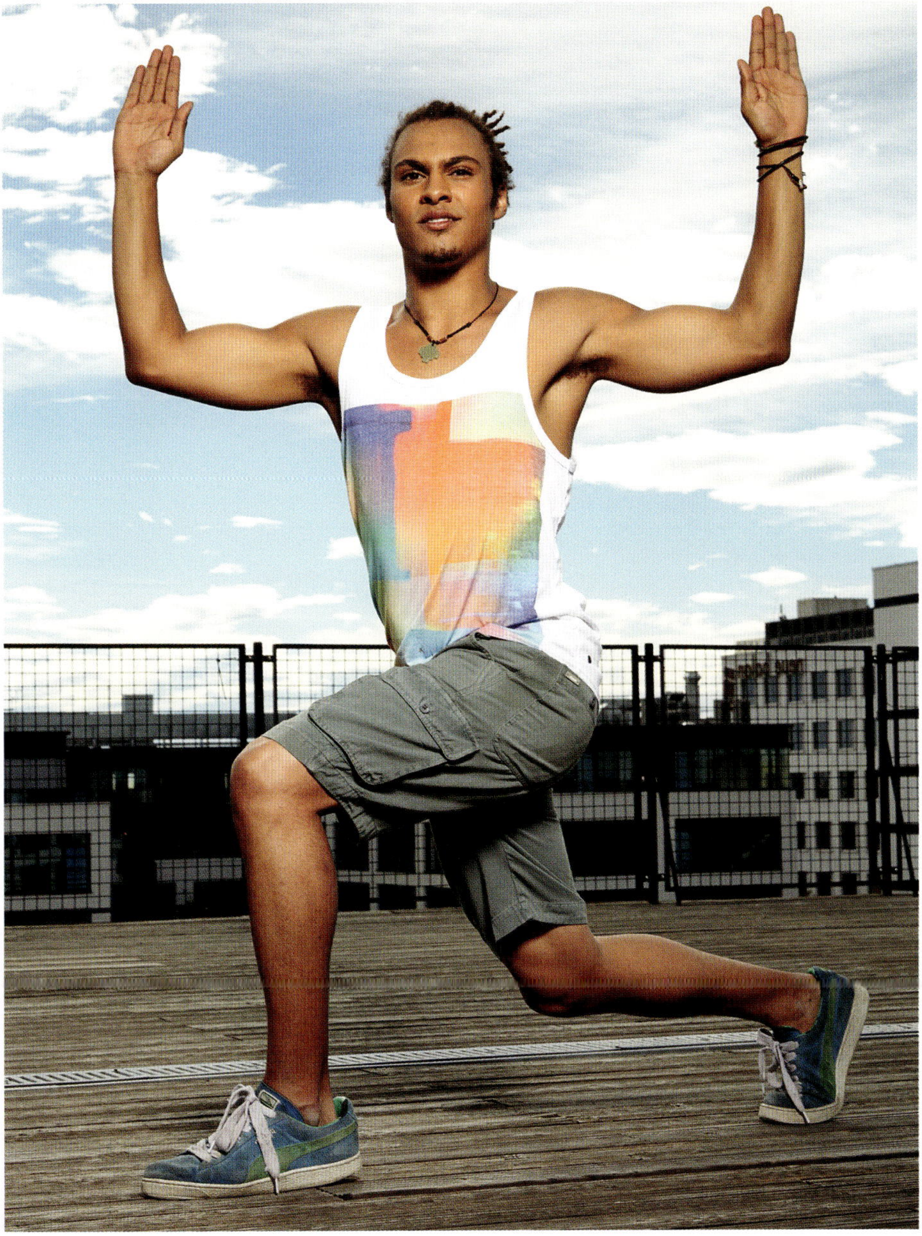

▲ Étape 3

Tourne ton torse vers la droite, sans changer la position des jambes. Forme un « U » avec tes mains. Les paumes sont tournées vers l'avant.

À TESTER !

Détends tes épaules et fais bien attention à les maintenir baissées loin des oreilles.

SITTING V

Savoure chaque moment

Savais-tu qu'étirer fortement ses jambes et maintenir des hanches souples protège des problèmes de douleurs au dos ? Cet exercice te fait surtout sentir les étirements à l'intérieur des cuisses.

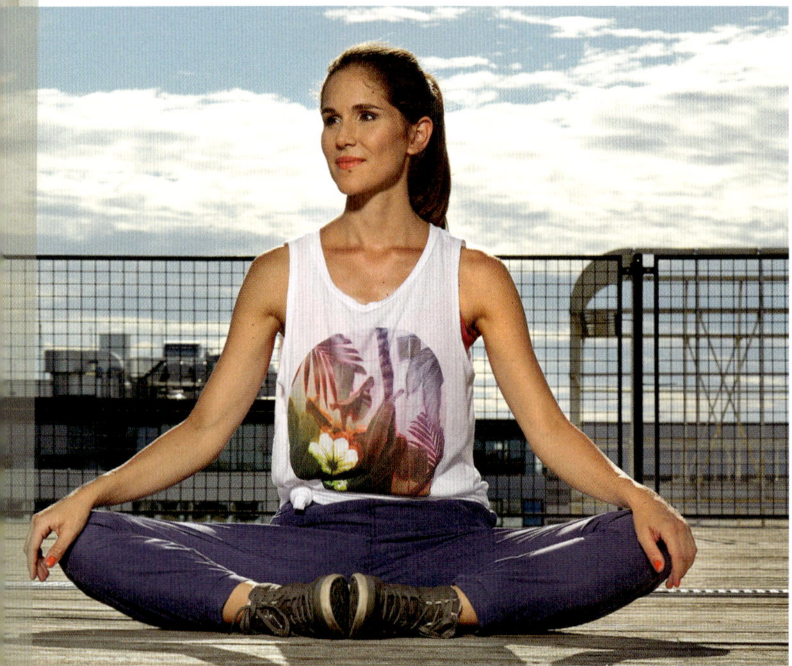

◂ Étape 1

Ancre tes fesses ! Assieds-toi sur le sol et pose tes semelles l'une contre l'autre. Pose légèrement tes mains sur tes genoux.

▸ Étape 2

Étends une jambe sur le côté la pointe tournée vers toi. Appuie-toi de tes 2 mains sur le sol. Maintiens pendant tout ce temps une position assise au sol.

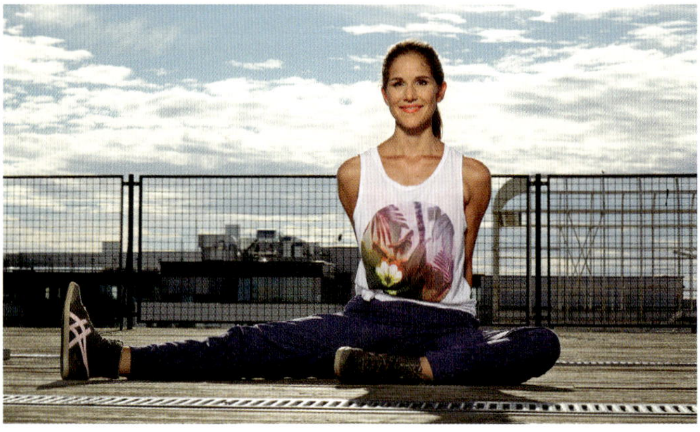

▾ Étape 3

Étends l'autre jambe sur le côté. Pose tes 2 mains sur les tibias et penche-toi un peu en avant. La tête reste droite et le regard est tourné vers le sol.

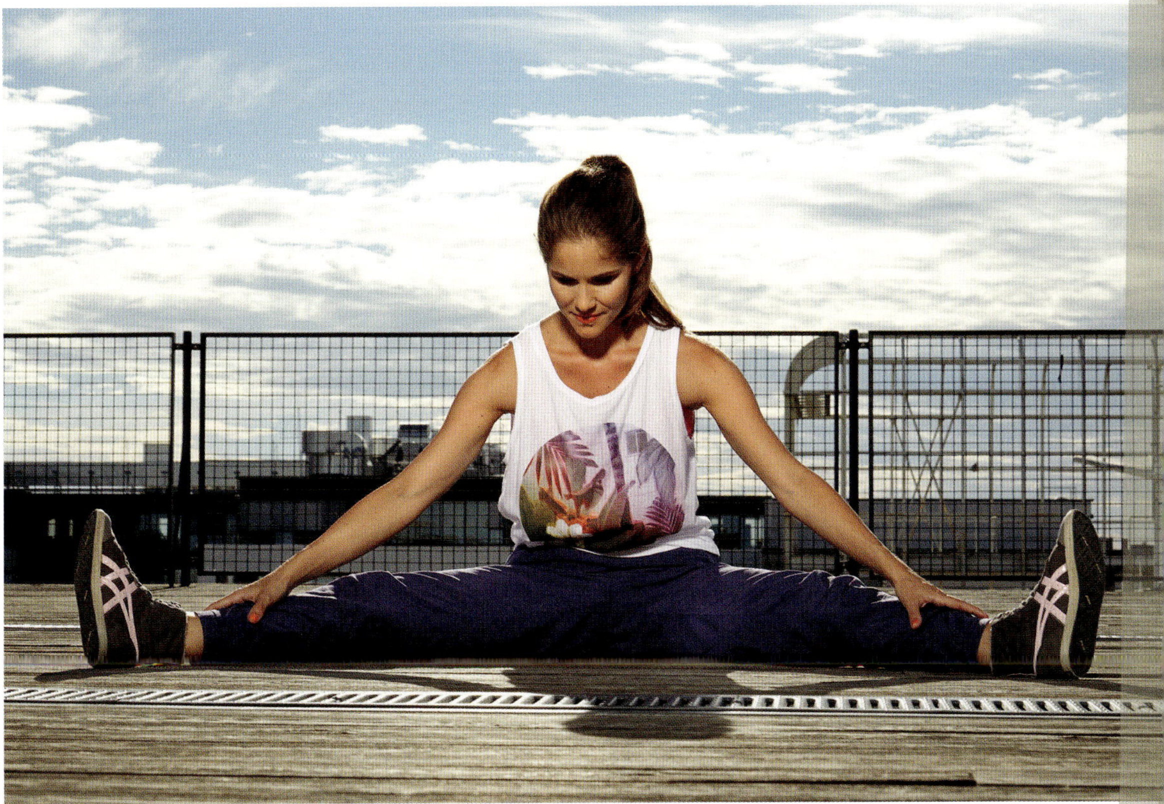

@ HOME

Assieds-toi sur un coussin. Ce sera plus facile de garder un dos bien droit.

ME AND MY CLOUD

Fais quelque chose de nouveau

Est-ce que tu connais cette sensation de te sentir enfermé par les autres? Change d'air et fais un exercice énergique qui te permet d'avoir plus d'air.

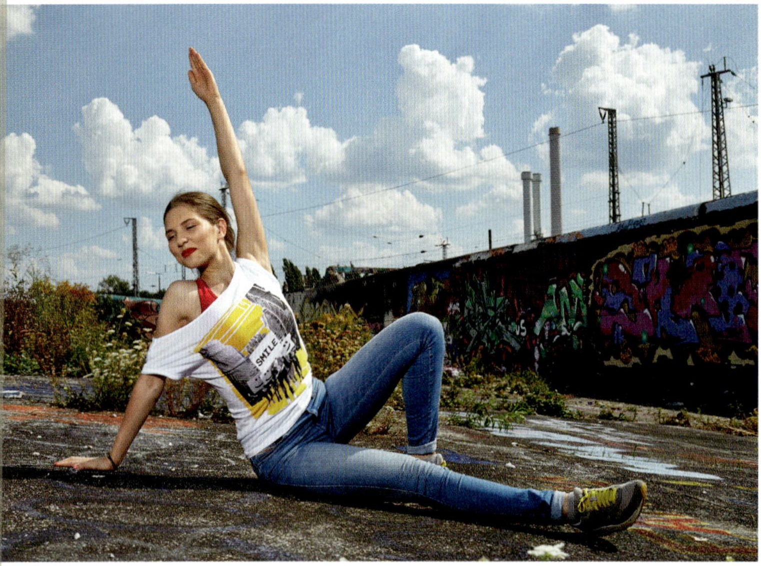

◂ Étape 1

Appuie-toi d'une main au sol derrière ton dos. Tends l'autre bras de côté vers le ciel. Tends également une jambe et plie l'autre.

▸ Étape 2

Soulève ton bassin et fais un arc. Penche ton torse vers ton bras. Pointe vers l'avant les doigts de pied du pied tendu.

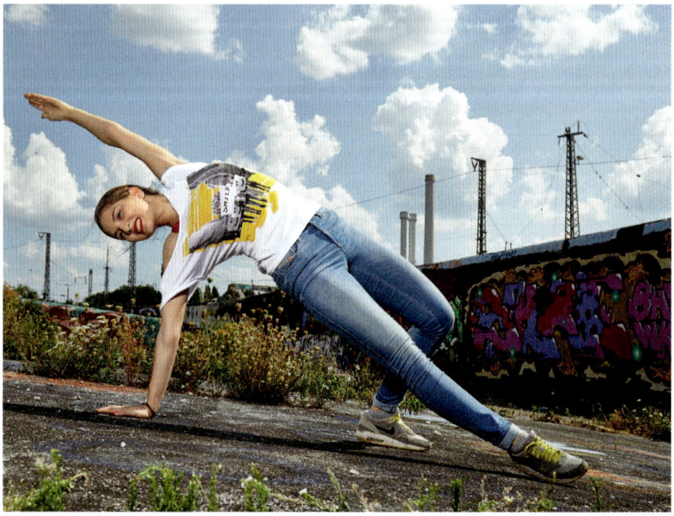

SUNTANNER

De la douceur pour le cœur et l'esprit

Le parfait exercice pour l'été car il permet de bronzer dans tous les sens; tout en renforçant les muscles du dos, ce qui t'aide à augmenter le volume de tes poumons.

▸ Étape 1

Allonge-toi confortablement sur le ventre et mets ton visage dans tes mains. Détends ton dos et tes fesses.

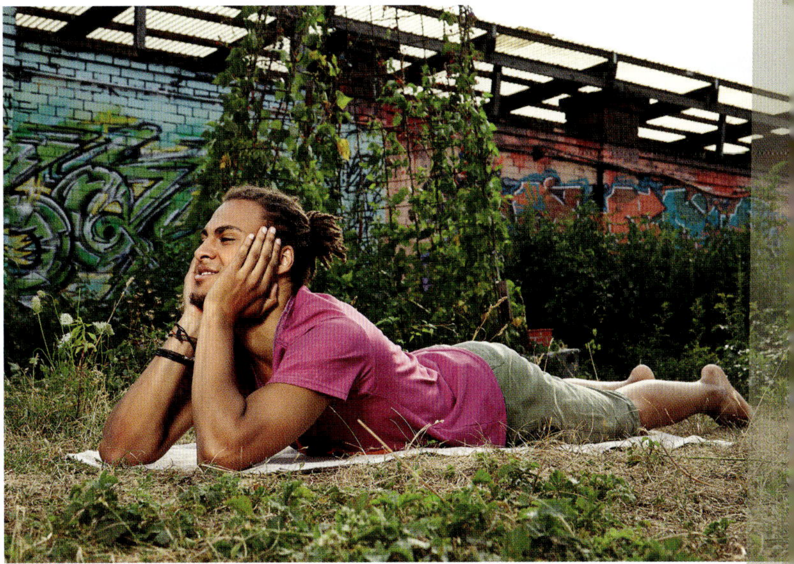

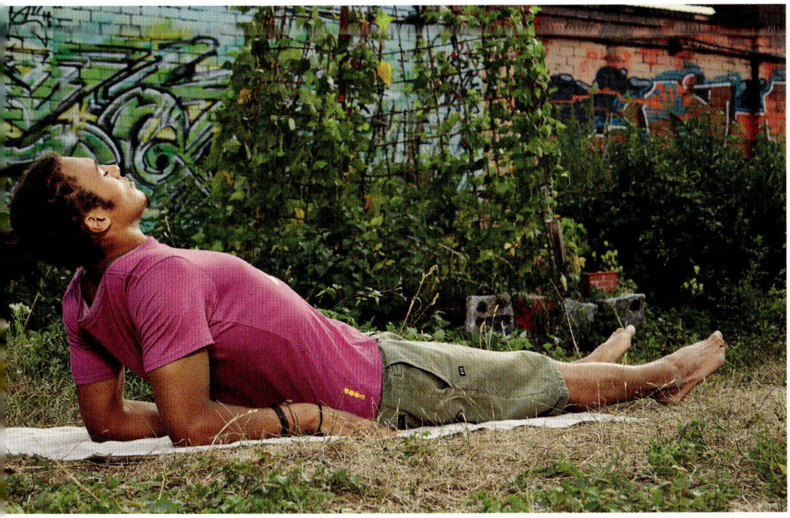

◂ Étape 2

Retourne-toi et repose-toi sur tes avant-bras. Bouge tes jambes ! Tends les muscles de tes jambes et les doigts de pied. Savoure le soleil. Tends ton torse vers le soleil.

CANDLE IN THE SKY

Sors !

Lorsqu'on veut se détendre, la flamme d'une bougie fait parfois beaucoup de bien. Elle a quelque chose d'apaisant. C'est la même chose avec la posture de la bougie qui détend ton système nerveux

▾ Étape 1

Allonge-toi sur le dos et tends tes pieds vers le ciel, les pointes tendues. Les bras reposent le long du corps, les paumes vers le sol.

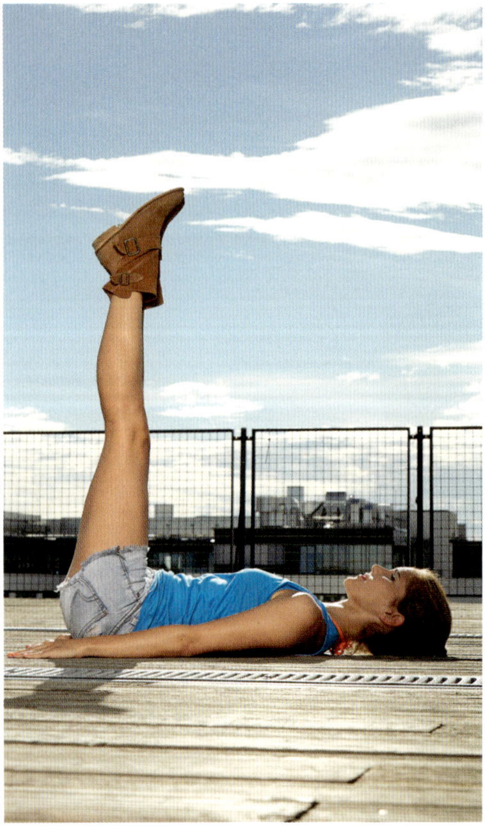

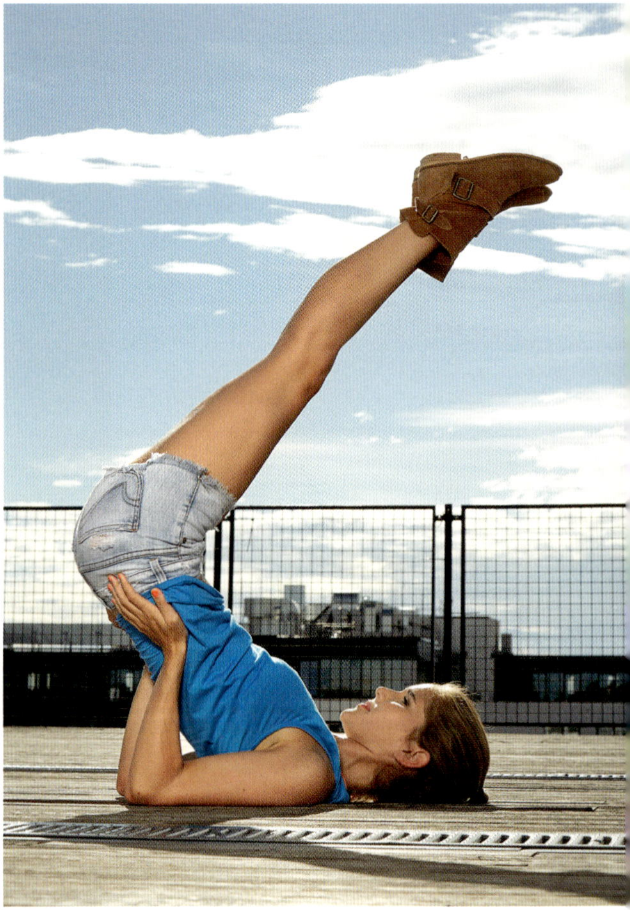

▴ Étape 2

Soulève ton bassin et ton dos du sol. Pour cela aide-toi de tes bras. Repose ton dos sur tes bras. Les coudes sont resserrés. Penche tes jambes légèrement vers le sol.

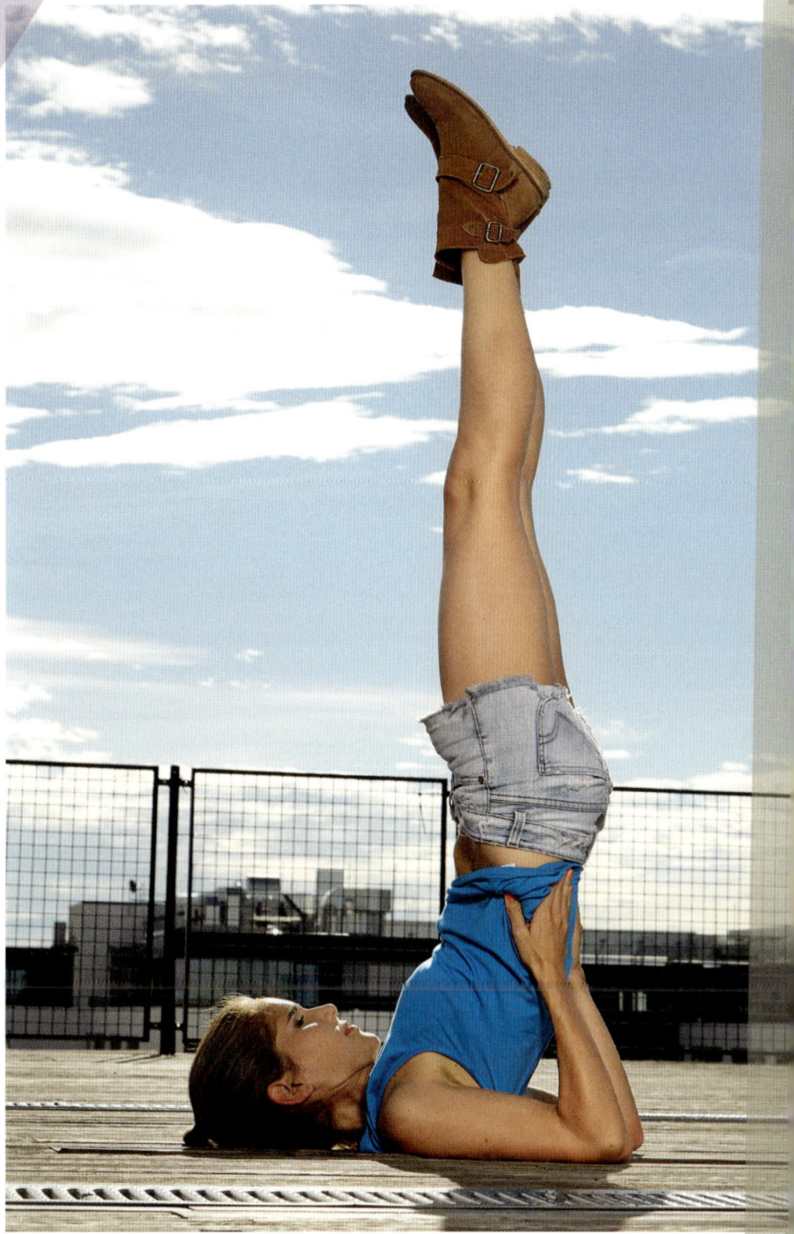

▸ Étape 3

Lève les jambes à nouveau vers le ciel et tends-les totalement. Ne bouge pas ta tête !

À TESTER !

Vas-y lentement ! Si tu es débutant ou si tu as des problèmes de nuque, alors contente-toi d'aller jusqu'à l'étape 2 et maintiens la posture.

NOSY

The world is exciting

Nous sommes tous plus ou moins curieux, n'est-ce pas ?
Alors sois curieux de ton corps et de ce qu'il peut faire :
Étire-toi et retourne-toi et étonne-toi de ces découvertes.

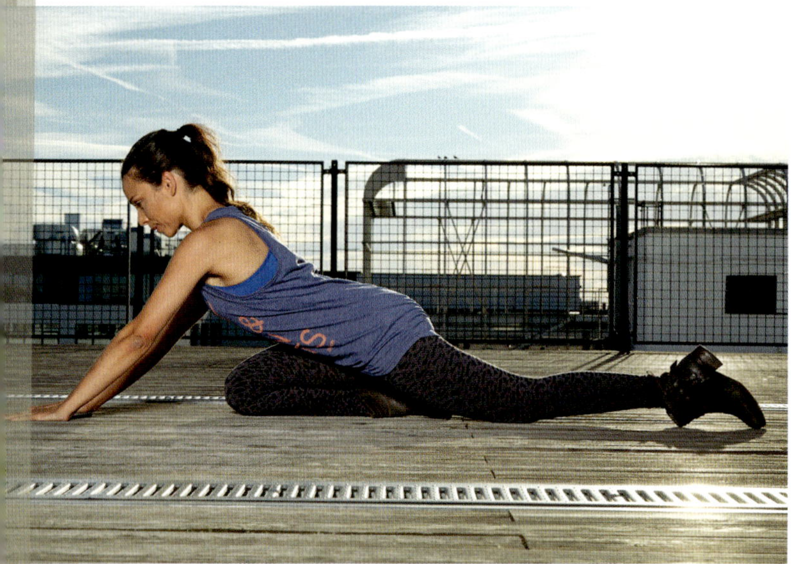

◄ Étape 1

Mets-toi en position accroupie et appuie-toi vers l'avant. Pose une jambe sous ton corps et assieds-toi sur ton talon. Tends ton autre. Penche-toi vers l'avant, la tête droite dans la prolongation du dos.

► Étape 2

« Cours » avec tes mains en les ramenant vers toi et redresse ton torse. Appuie-toi sur tes doigts.

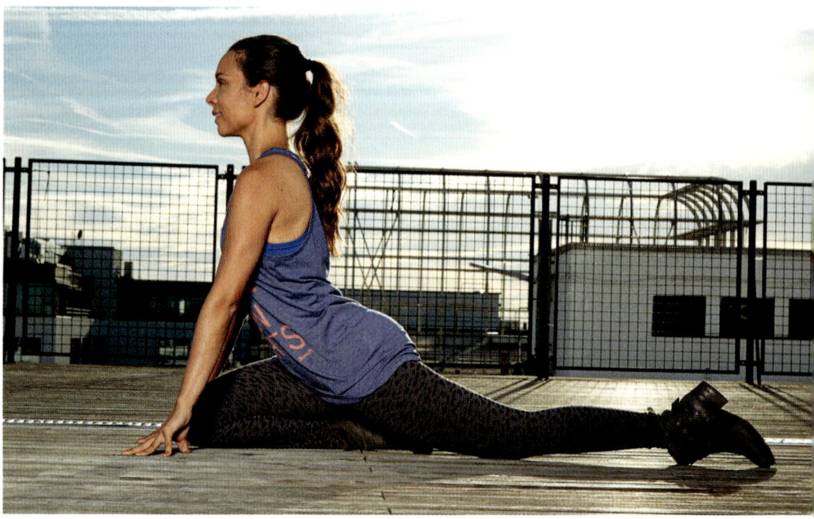

▾ Étape 3

Tends ton torse vers le côté. Plie la jambe tendue et prends ton pied. Sens l'étirement dans les muscles de tes cuisses.

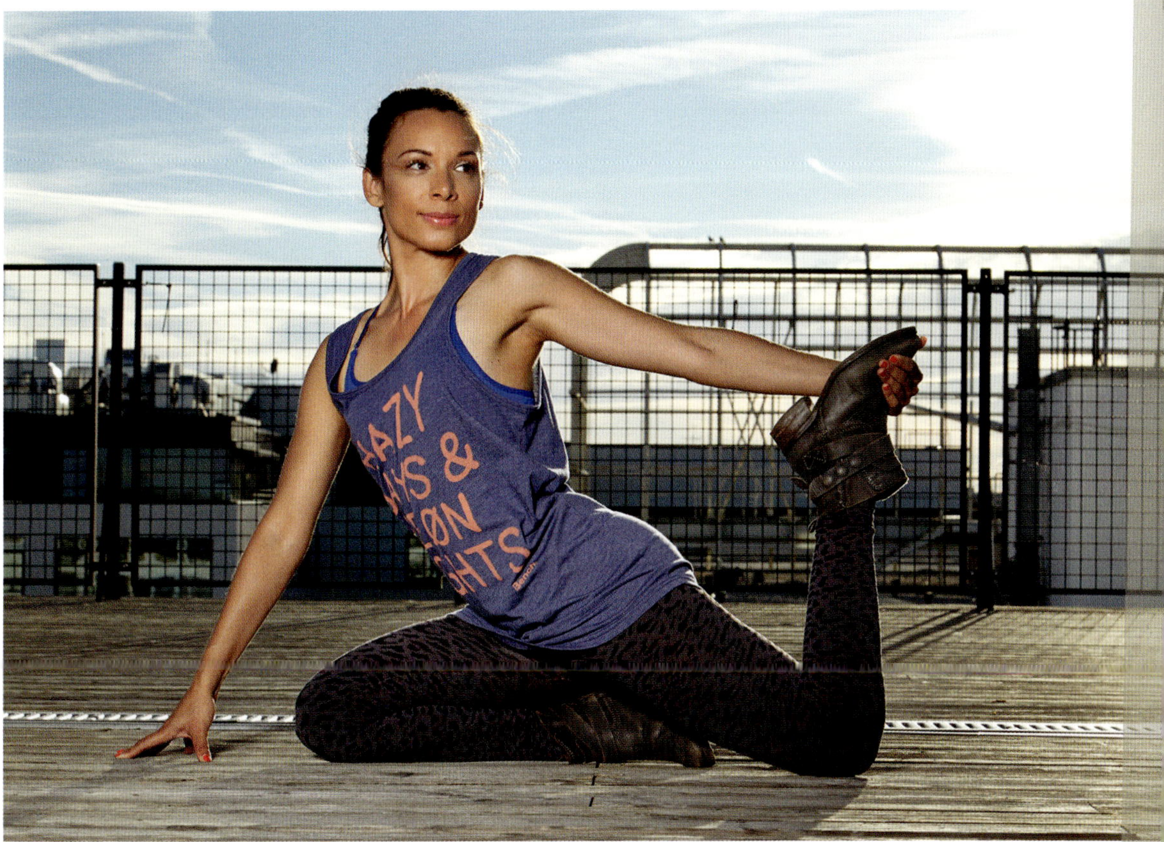

À TESTER !

Si l'étape 3 te paraît (encore) trop difficile, arrête-toi à l'étape 2.

WHEELING

Sois consciencieux et respectueux

Si tu as besoin d'un vrai challenge et expérimenter un étirement maximal, alors, cet exercice est fait pour toi. Mais fais le seulement quand tu es échauffé et suffisamment souple.

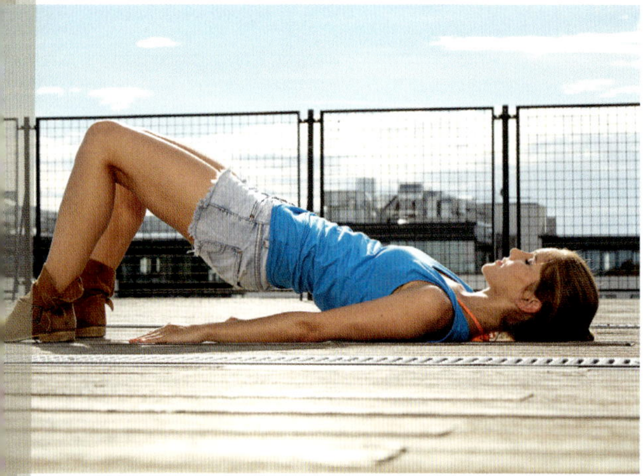

◄ Étape 1

Allonge-toi sur le sol.
Soulève ton bassin.
Les bras restent le long du corps.

► Étape 2

Rapproche les pieds plus près de ta tête et mets les bras au dessus de la tête en arrière. Plie tes bras et mets les paumes sur le sol, les doigts tournés vers les pieds. Pousse les mains vers le sol et monte ton bassin plus haut. Fais attention ! Tourne doucement ta tête vers l'arrière jusqu'à ce que le dessus soit posé sur le sol.

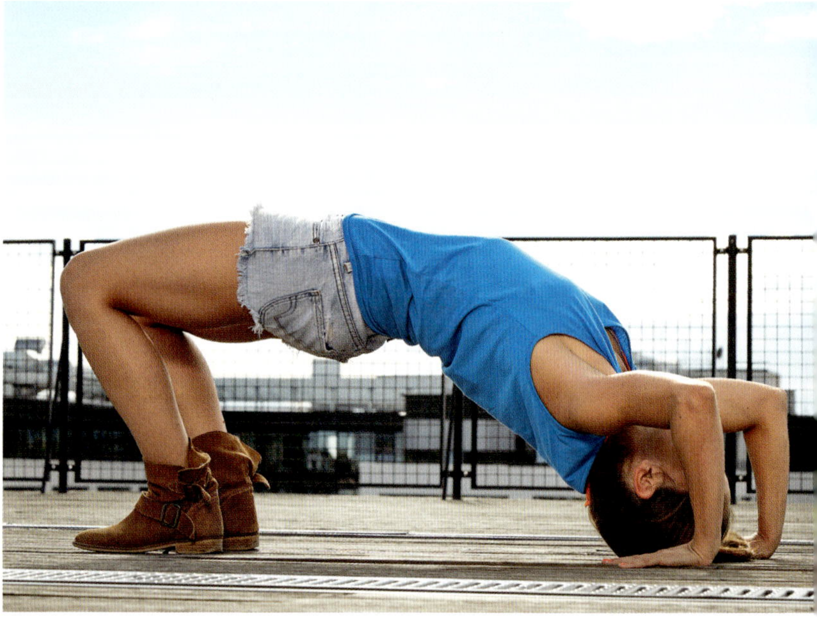

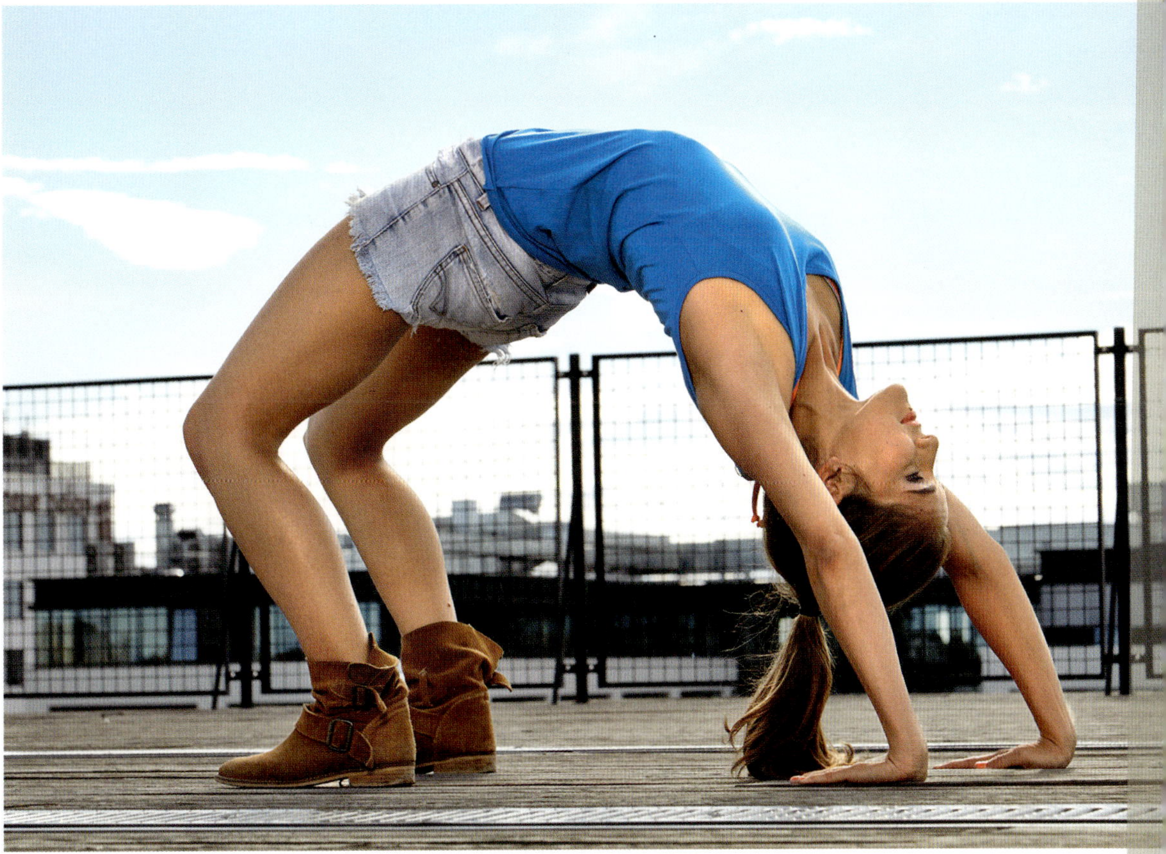

▲ Étape 3

Press up honey ! Pousse les mains dans le sol et redresse-toi par la force des bras vers le ciel. Essaie de bien maintenir les bras tendus.

@ HOME

Exerce-toi à un mur ou à une marche d'escalier, ou même à un coin de ton canapé. Plus tes mains sont en haut, plus c'est facile de remonter.

MY FAVOURITE PLACE

Respire et ressent

Prends ton temps ! Cet exercice est une variante de « du temps que pour moi ». Ainsi tu te détends et tu retrouves la mobilité de tes jambes.

► Étape 1

Assieds-toi sur le sol et appuie-toi sur tes mains derrière ton dos. Plie tes jambes et tiens ton dos tout droit. Le cou est également redressé.

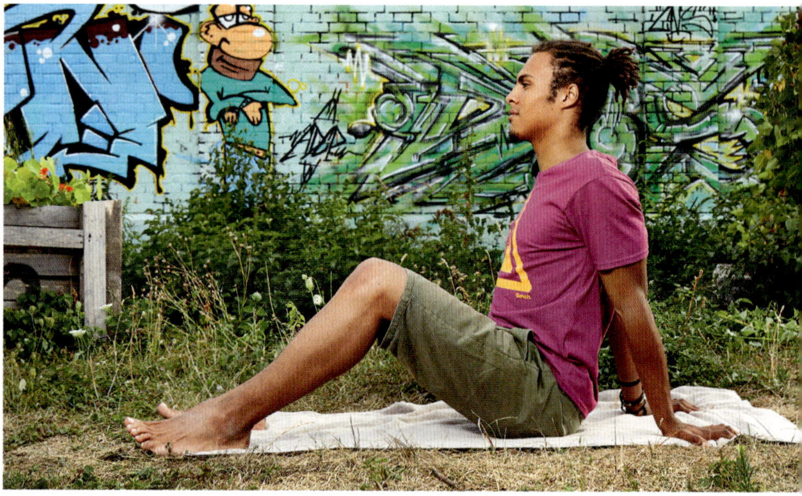

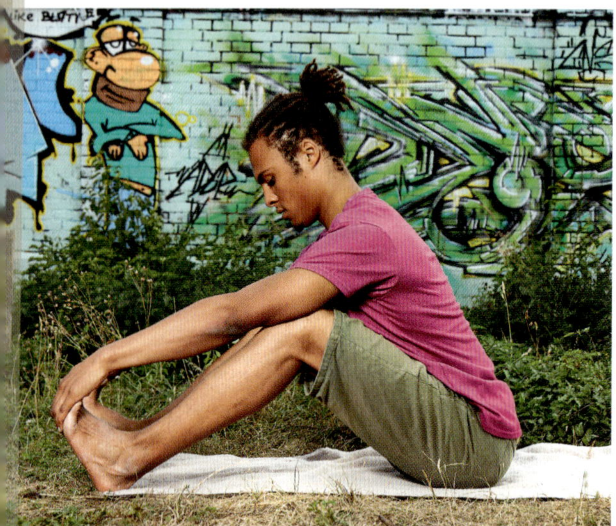

◄ Étape 2

Penche ton dos droit vers l'avant et tiens tes pieds dans tes mains.

À TESTER

Plus d'étirement ! Tu ne ressens pas assez d'étirement à l'arrière des jambes ? Alors tends simplement les jambes un peu plus.

TWISTED SKY

Ouvre ton esprit

Ce ne sont pas seulement les grands muscles qui ont besoin d'être entraînés, mais aussi les plus petits. Pour cela, les exercices d'équilibre sont les plus adaptés. C'est en se rééquilibrant constamment que l'on fait beaucoup travailler les petits muscles.

▸ Étape 1

Trouve ton équilibre! En position debout, lève ta jambe droite en angle droit. Ta jambe gauche reste tendue au sol. Tes bras sont tendus vers l'avant. Les paumes se font face. Le dos est droit.

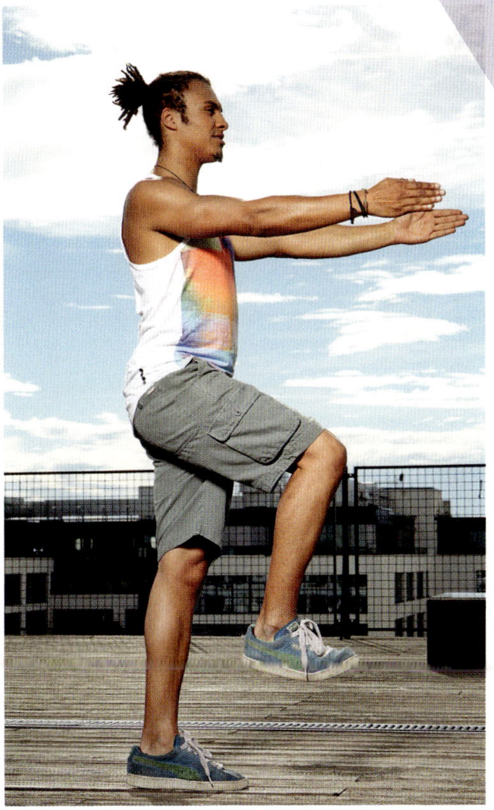

▾ Étape 2

Tourne-toi sur le côté vers la droite et prends ton genou avec ta main gauche. Tends ta main droite vers l'arrière. Ton regard doit suivre le mouvement et rester concentré!

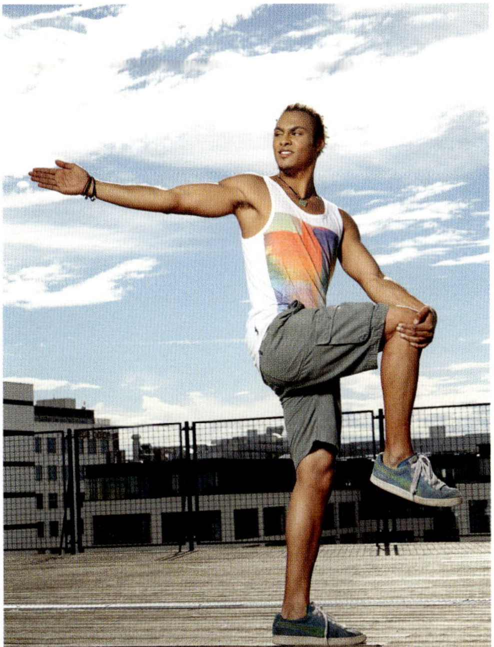

@ HOME

Appuie-toi de ta main droite contre un mur. Ainsi ton bras a un peu plus de tension.

YOU'RE THE STAR

Aime ce que tu fais

Et alors ! Pourquoi pas décrocher la lune !
Sois fort. Engage-toi pour ce que tu fais.
Cet exercice est difficile mais tu peux y arriver !

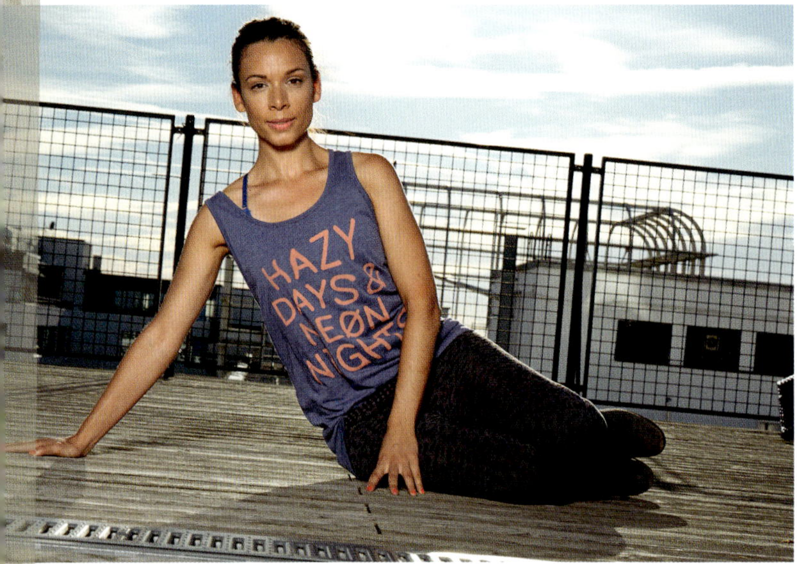

◂ Étape 1

En position latérale, appuie-toi sur le sol. Le bras doit être éloigné du corps. Plie tes jambes à 90° et place ton autre main devant tes cuisses en position d'appui.

▸ Étape 2

Soulève ton bassin du sol. Pose la main libre sur tes hanches.

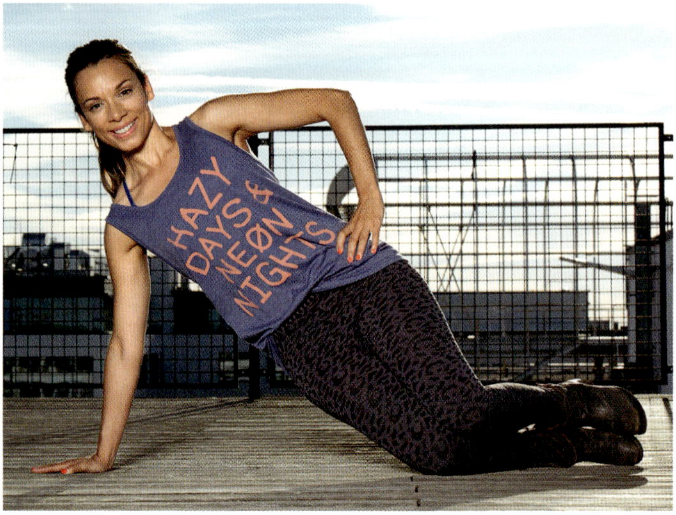

▼ Étape 3

Tends ensuite une à une les jambes en les posant soit, l'une sur l'autre, soit l'une derrière l'autre. Le corps fait une ligne droite.

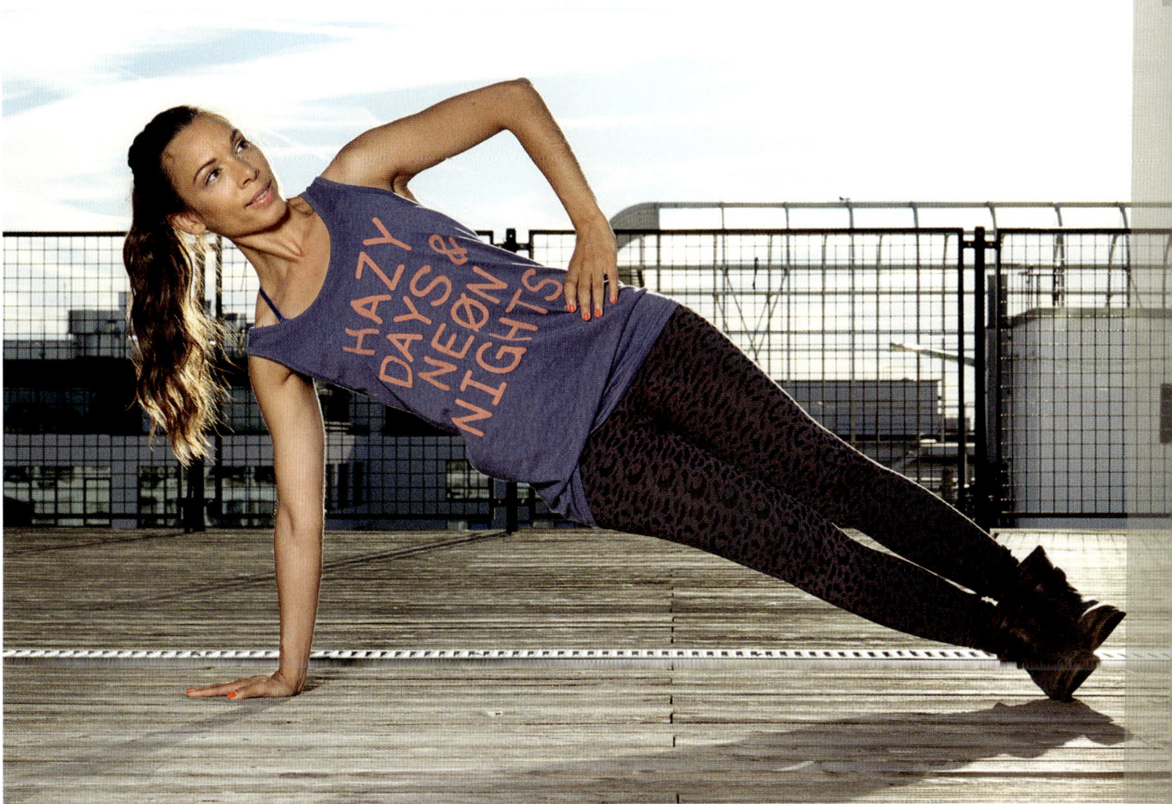

À TESTER !

Ne t'en demande pas trop ! Laisse-toi du temps et fais tout d'abord les étapes 1 et 2 jusqu'à ce que tu aies la force pour maintenir plus longuement la position 3.

BOWING

Sois honnête

Peut-être qu'un petit mensonge peut sauver une situation, mais l'honnêteté et la sincérité sont quand même ce qu'il y a de mieux. Cet exercice est une bonne préparation à l'exercice Wheeling (page 58) et peut t'aider à te déployer.

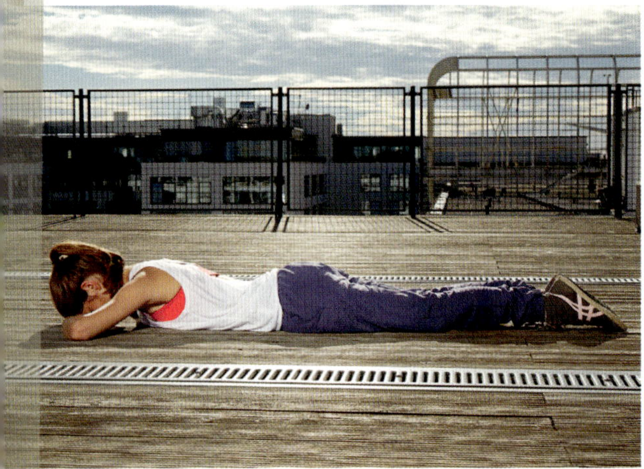

◄ Étape 1

Allonge-toi à plat sur le ventre et étire les bras. Forme un coussin de tes mains et pose ton front dessus.

► Étape 2

Tends ta main droite vers l'avant et appuie-toi dessus. Plie ta jambe gauche et prends ton pied gauche dans ta main. Soulève ton torse du sol et monte ton genou vers le haut.

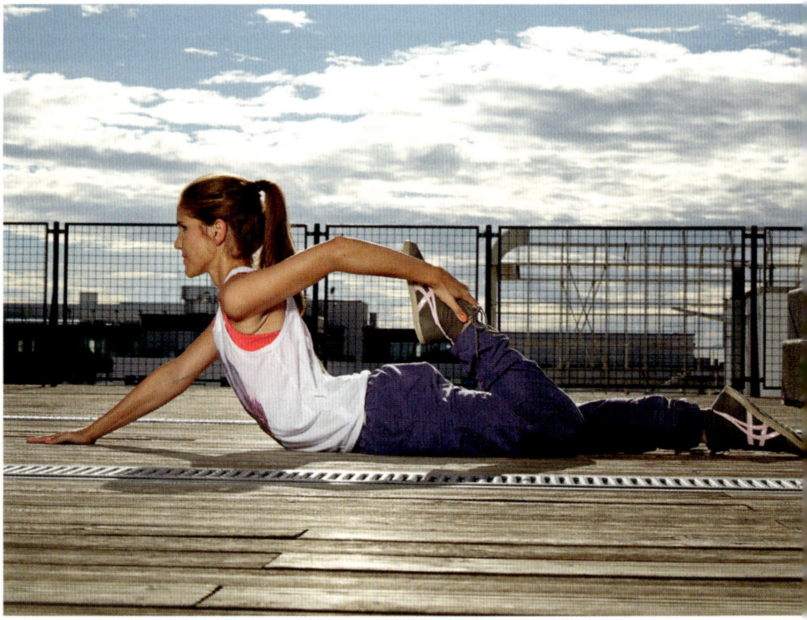

À TESTER !

Ne tire pas trop fort ! Si tu es débutant arrête-toi à l'étape 2.

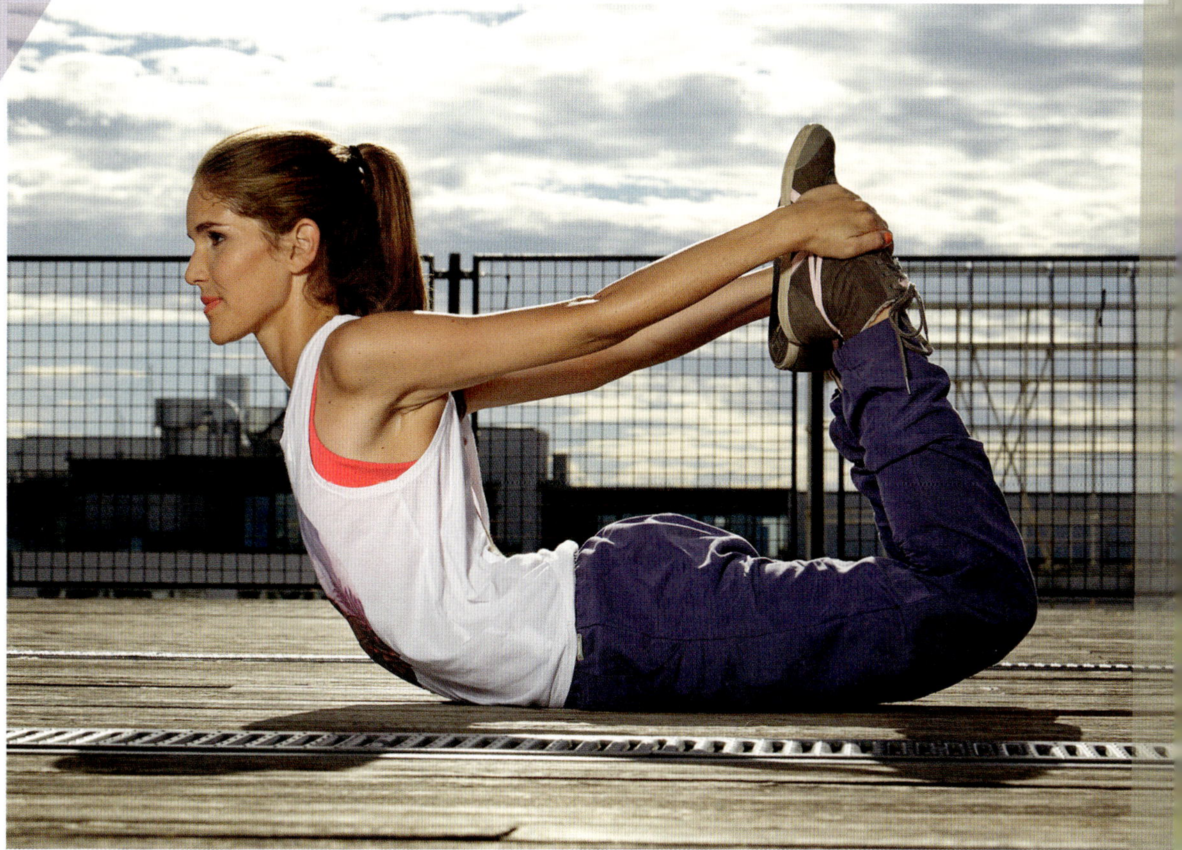

▲ Étape 3

Plie maintenant la jambe droite vers toi et prends ton pied droit dans ta main droite. Redresse-toi un peu plus vers le haut et ressens l'étirement.

@ HOME

Il se peut que tes bras soient trop courts pour tenir tes pieds. Dans ce cas-là, tu peux utiliser une ceinture et entourer tes pieds.

DIVE

C'est toi qui a le pouvoir !

Avec cet exercice tu entraînes tes épaules, tes bras, tes jambes, tes fesses et ton dos. Pense bien à échauffer tes épaules avant.

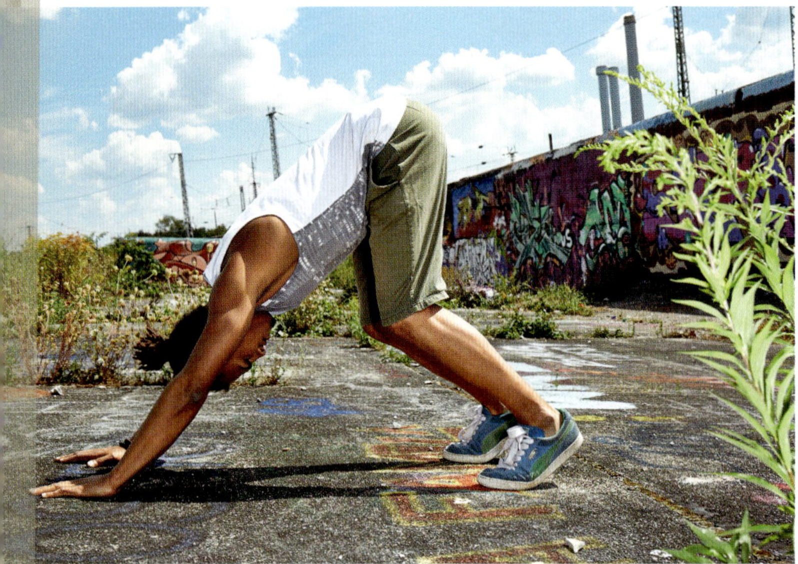

◂ Étape 1

Penche-toi en avant et appuie-toi de tes mains sur le sol. Tes jambes sont légèrement pliées. Ton corps forme un « V » inversé.

▸ Étape 2

Lève une jambe et plie la en angle à 90°. Essaie de lever le genou le plus possible sans soulever les hanches. La tête et le dos restent en angle droit.

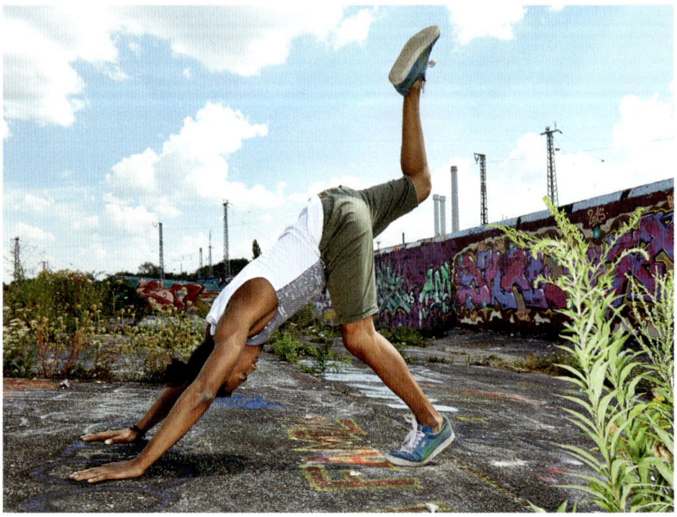

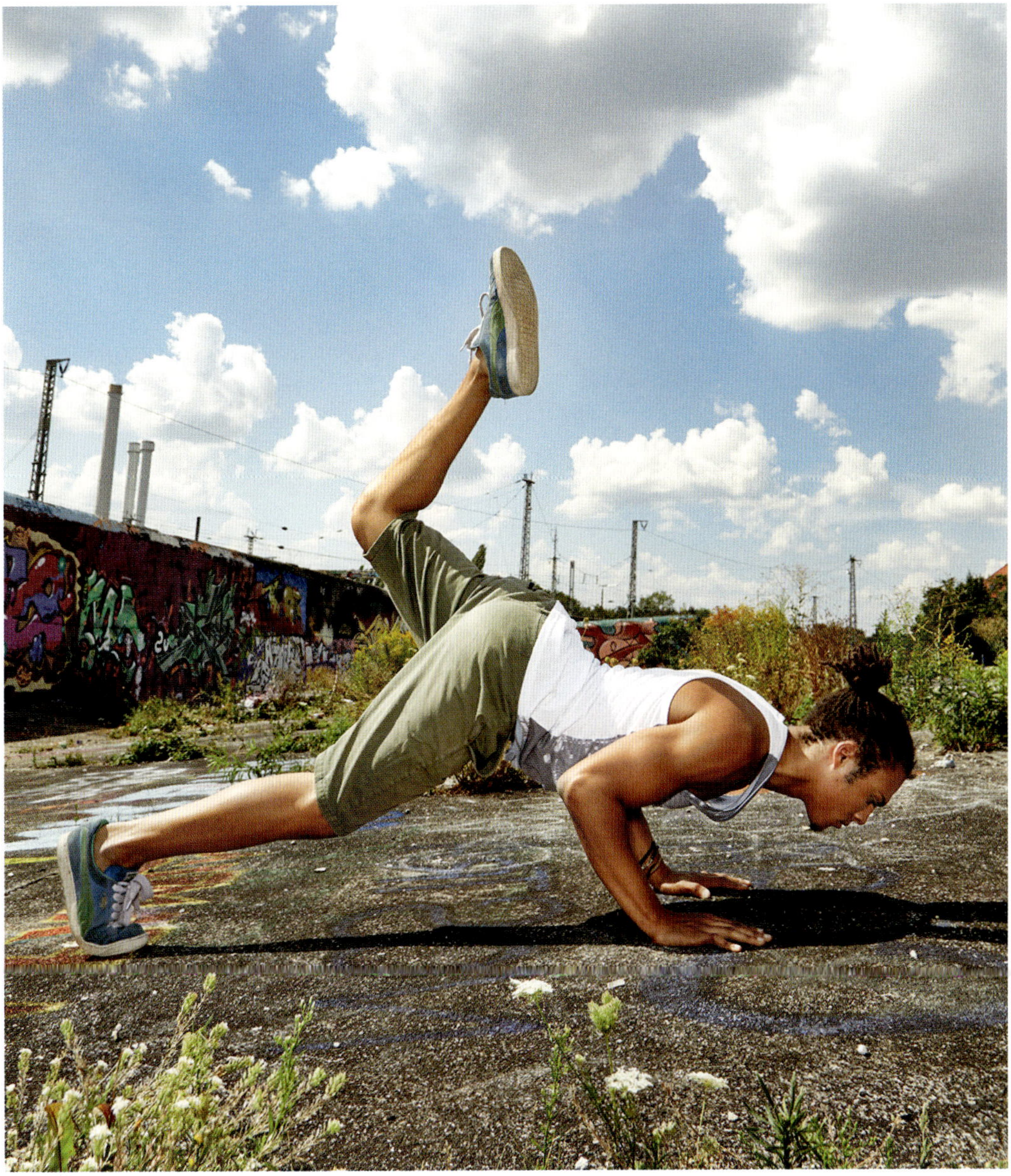

▲ Étape 3

Déplace ton poids vers l'avant et plie tes bras. La tête et le dos restent droits. Tire les coudes vers tes côtés. La jambe pliée reste en l'air. Maintiens cette position puis change de côté.

À TESTER !

Au début, tu peux moins plier tes bras et ne pas te pencher autant.

LAY DOWN

Porter son regard vers l'avant

Nous passons la plupart de notre temps assis. Et cela, très souvent courbé et non droit. Ce n'est pas étonnant que notre respiration devienne superficielle et que notre cou se tende. Cet exercice te sort de cet état.

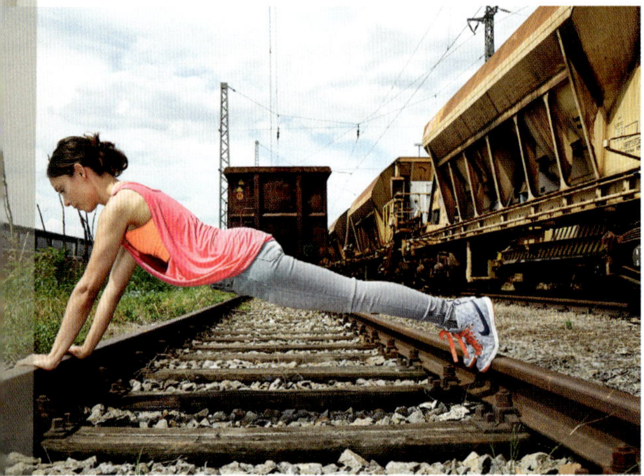

◂ Étape 1

Mets-toi en position de pompe. Les genoux sont sur le sol, les bras sont tendus sur le sol, les mains de la largeur des épaules. Tends les jambes et mets-toi sur la pointe des pieds. Ton corps forme une ligne.

▸ Étape 2

Baisse ton bassin et pousse ton torse vers le haut. Maintiens cette position pendant quelques respirations.

@ HOME

Appuie-toi sur le coin d'une table, sur l'assise d'un canapé ou sur une chaise. L'exercice sera plus facile.

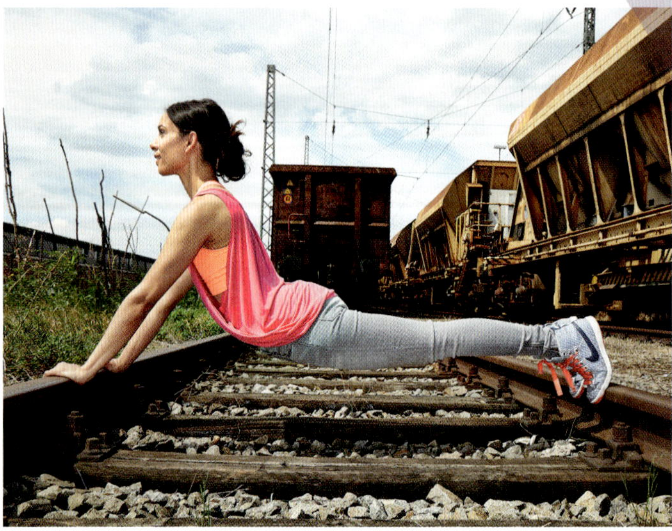

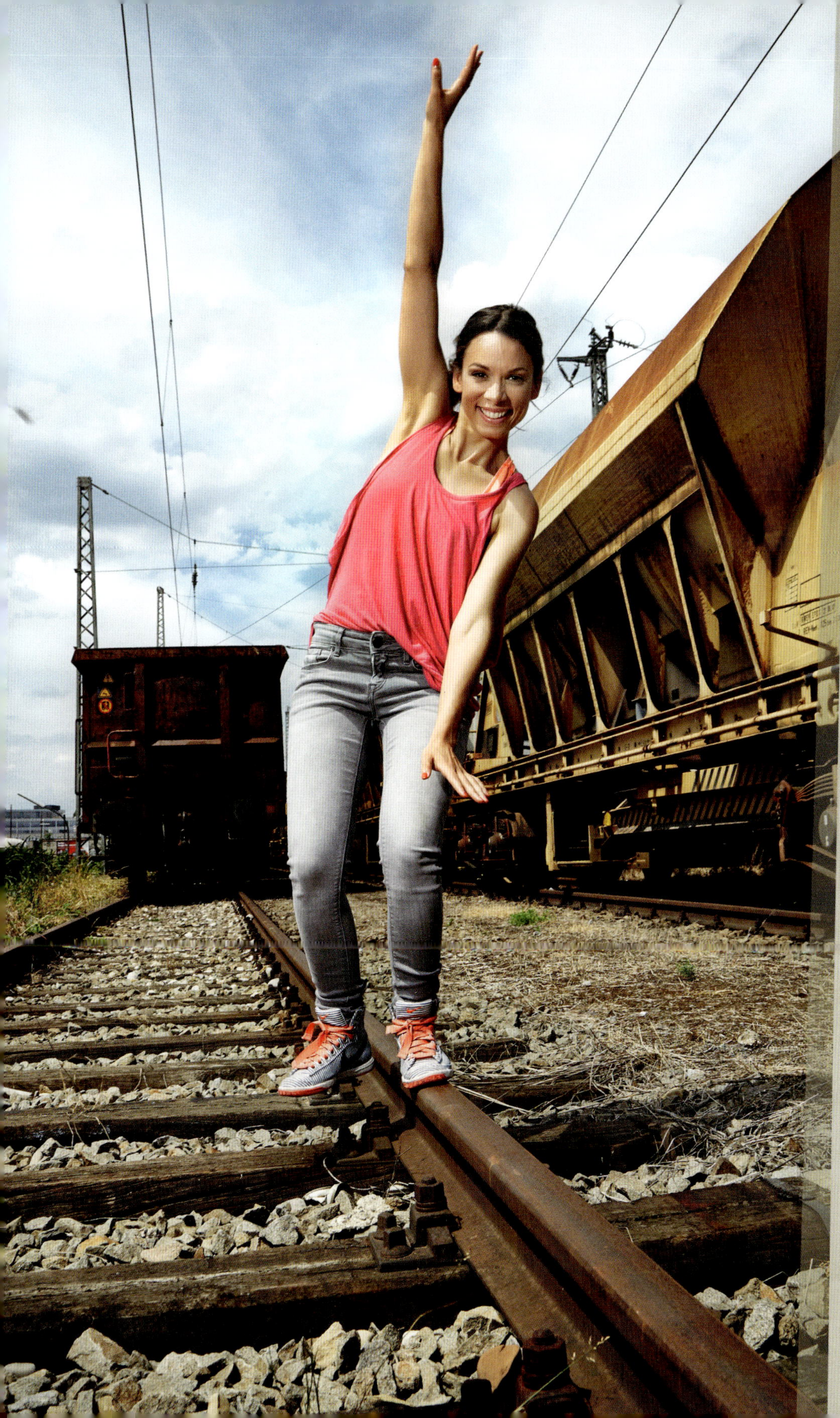

THE CROW

Tout est dans la tête

C'est la position break dance du yoga ! Tu peux montrer ce que tu as en toi. Cet exercice demande un gros effort physique dans les bras et une bonne utilisation des muscles abdominaux pour maintenir l'équilibre.

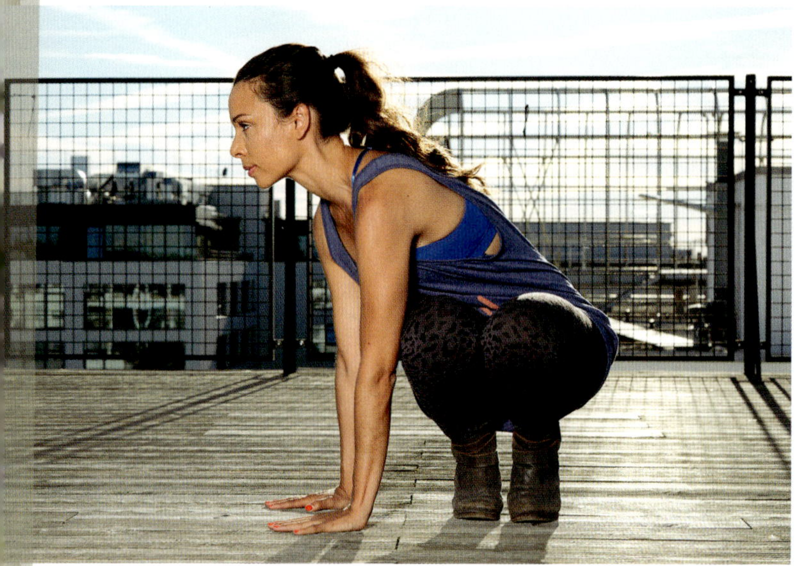

◂ Étape 1

Mets-toi en position accroupie, tourne-toi sur le côté et appuie-toi de tes mains sur le sol.
Les hauts des bras maintiennent le contact avec le corps.

▸ Étape 2

Plie tes jambes et déplace ton poids vers l'avant de ton corps et vers le bas. Pose tes avant-bras sur le coté de tes cuisses.

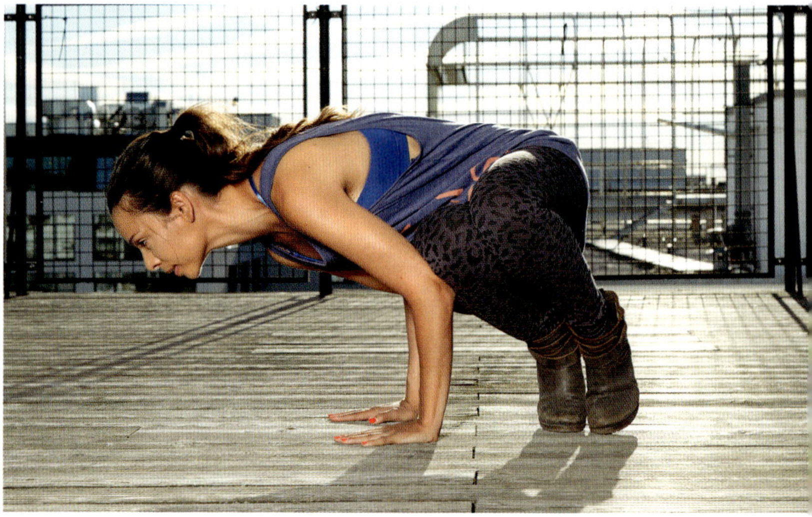

▾ Étape 3

Tends les muscles du ventre et soulève tes pieds l'un après l'autre du sol. Trouve l'équilibre ! Puis, tends tes jambes vers le côté.

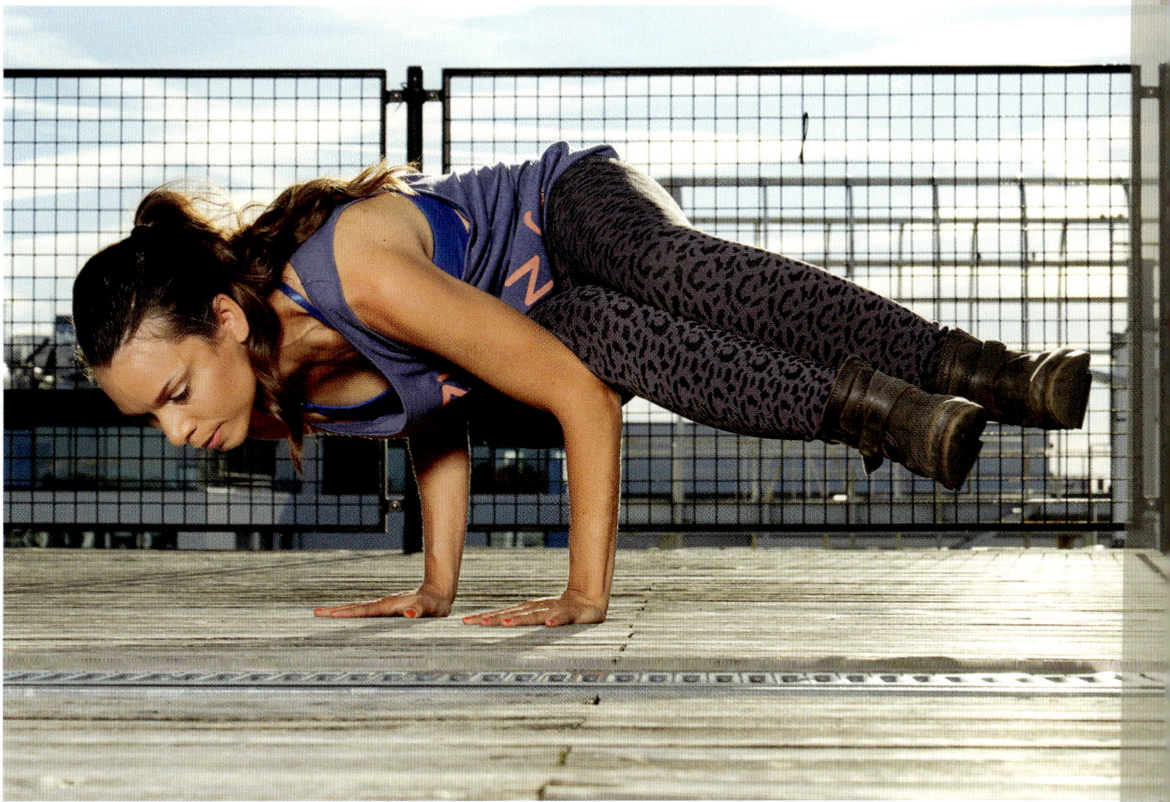

À TESTER !

Essaie l'exercice de la page 129 sans planche (Cruising Crow). Cet exercice est plus facile.

POIRIER

Rien ne peut t'arrêter

Des pensées tournent sans cesse en rond dans ta tête ?
Alors sors et libère-toi l'esprit. Nettoie ton cerveau !
Change de perspective et utilise la force de tes bras.

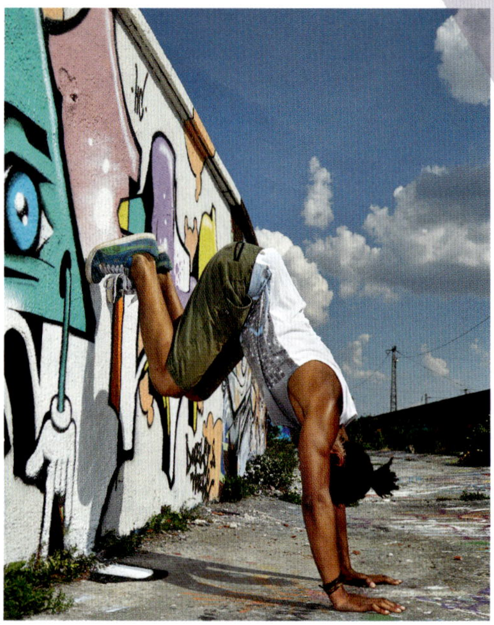

▼ Étape 1

Dos contre le mur, mets tes mains sur le sol, tes talons contre le mur. Tes fesses sont dressées en l'air. Tes jambes sont légèrement pliées. La tête est entre les bras.

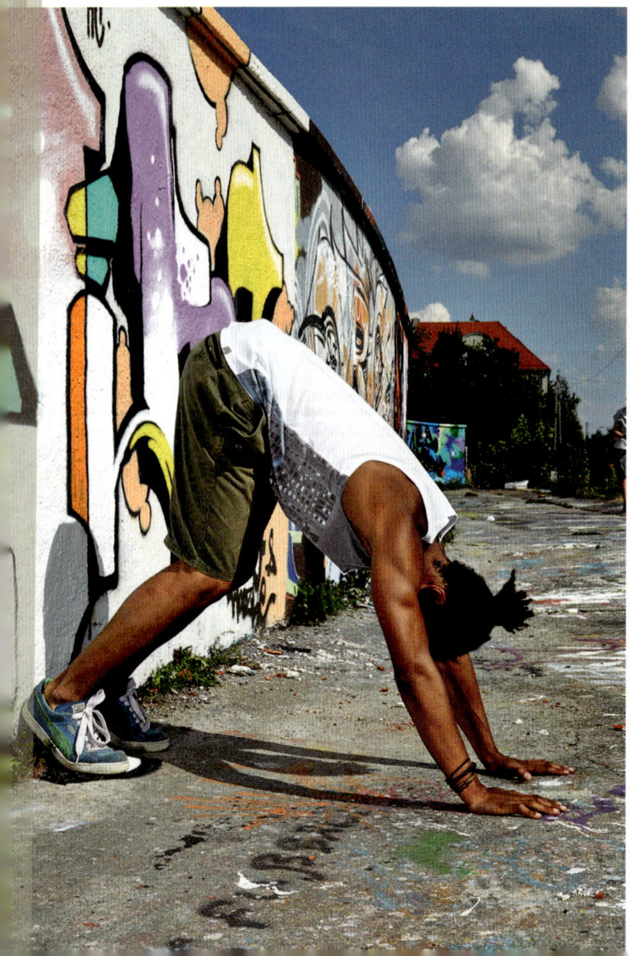

▲ Étape 2

Grimpe le long du mur. Déplace ton poids lentement vers l'avant et dans les mains.

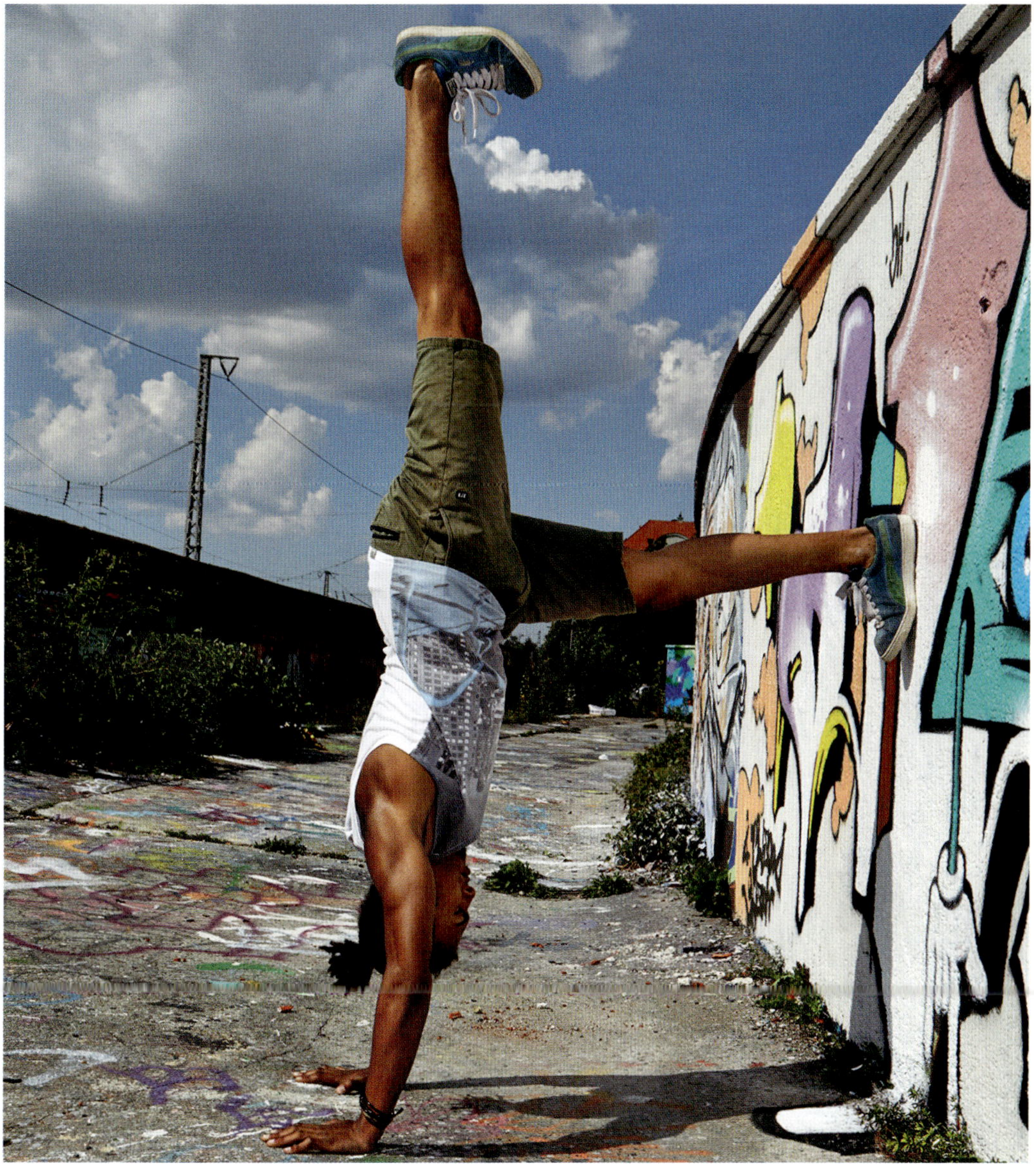

▲ Étape 3

Déplace-toi plus loin du mur en poussant avec tes pieds, jusqu'à ce que tes épaules soient à hauteur des poignets. Le tronc et les jambes forment un angle à 90°. Détache un pied du mur et tends-le vers le ciel, le bout du pied vers ton visage.

À TESTER

Tourne ! Essaie cette position dans l'autre sens et appuie-toi de façon à ce que les jambes et le dos touchent le mur.

THE DANCER

Cultive ton âme d'enfant

Même si les cabines téléphoniques ne servent quasiment plus, elles peuvent être utiles. Ici on étire les muscles avant des cuisses et les muscles fléchisseurs des hanches.

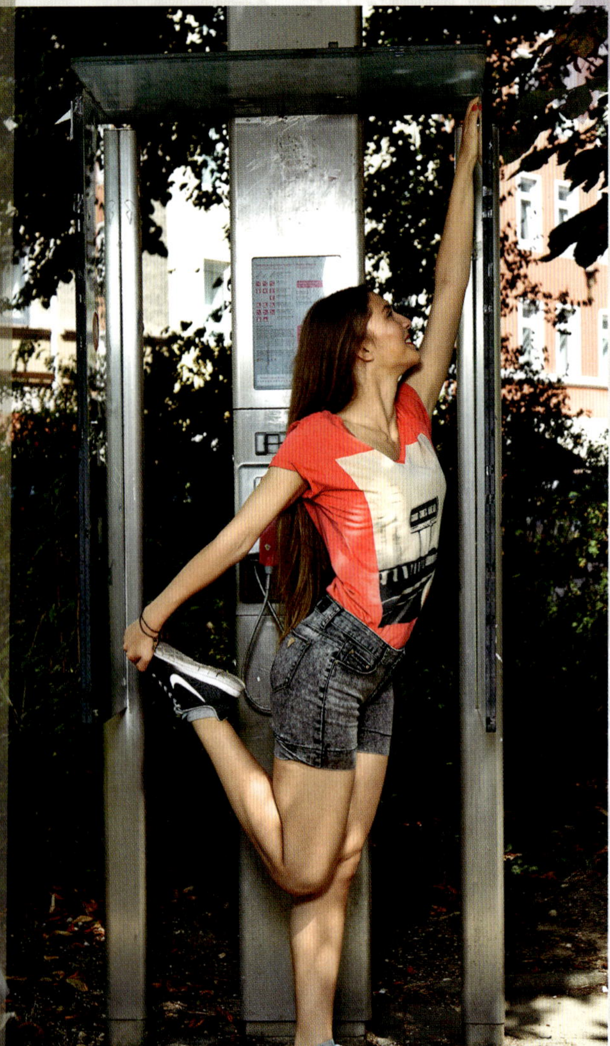

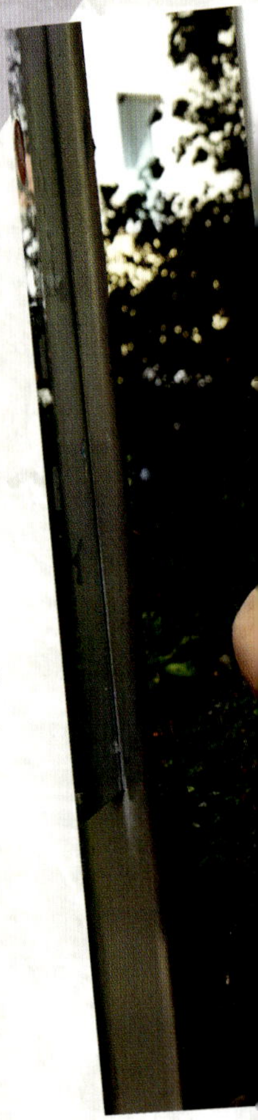

◂ Étape 1

Mets-toi de profil entre 2 murs ou dans une cabine téléphonique. Tends ton bras gauche vers le haut et appuie-toi dessus. Plie ta jambe droite et prends ton pied dans tes mains.

@ HOME

L'encadrement de la porte est parfait pour cet exercice.

▸ Étape 2

Remonte ton genou droit plus haut, ton pied tendu vers le ciel. Tends ton autre bras. Suis le mouvement de ton regard.

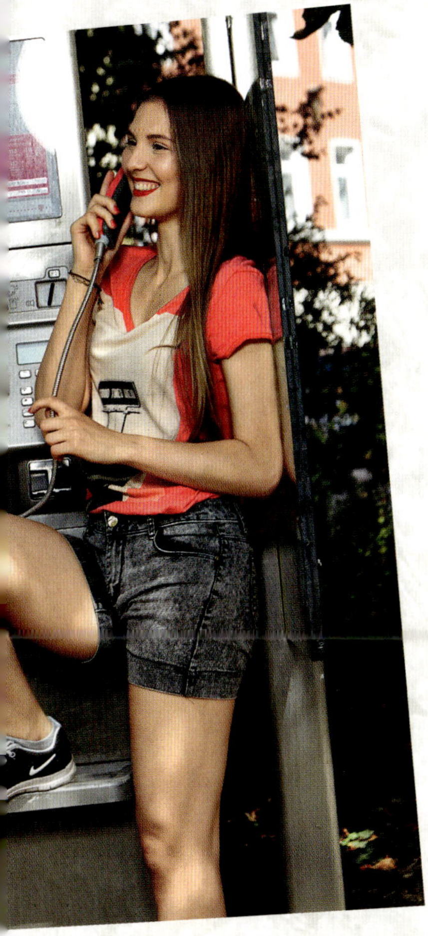

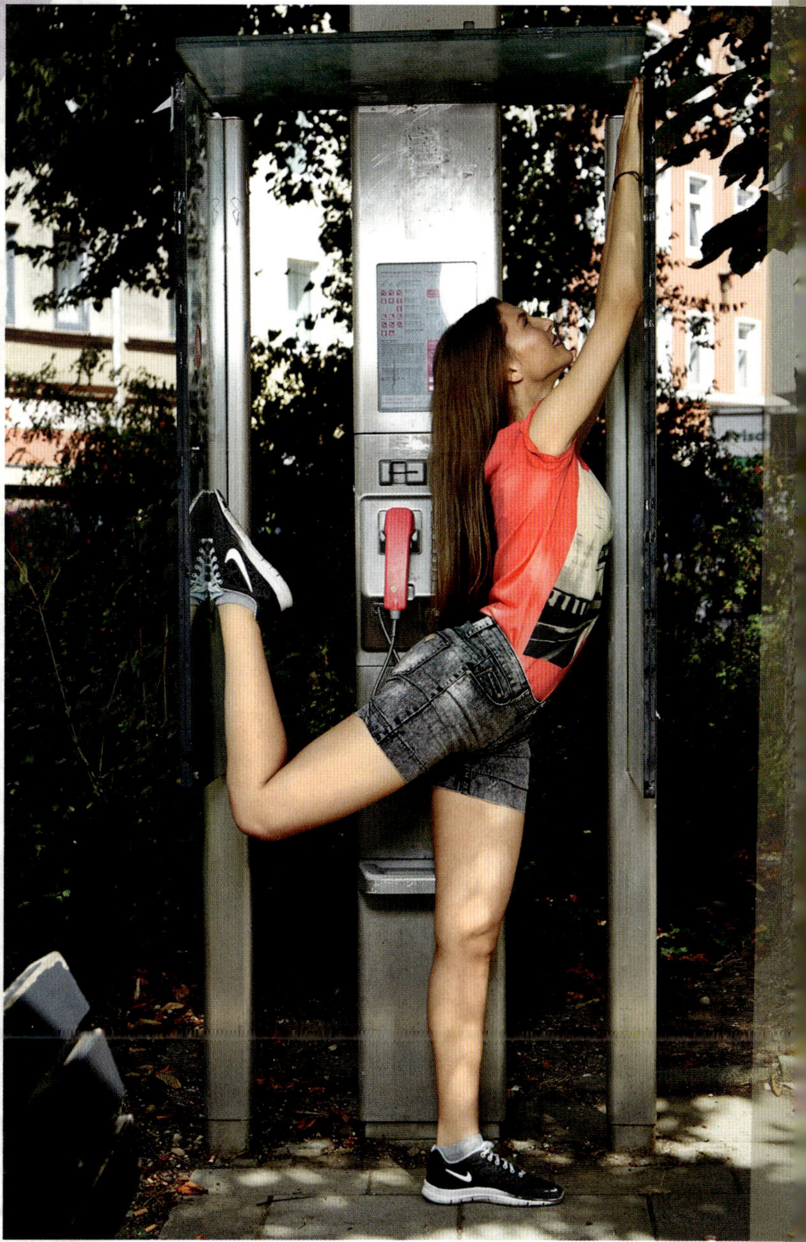

À TESTER !

Au début, fais seulement l'étape 1 jusqu'à ce que tu puisses en faire plus. C'est suffisant.

THE WARRIOR

Me voilà

Simple et efficace ! Un exercice classique qui raffermit les jambes, renforce le dos et développe la cage thoracique. Un exercice parfait quand on est beaucoup assis.

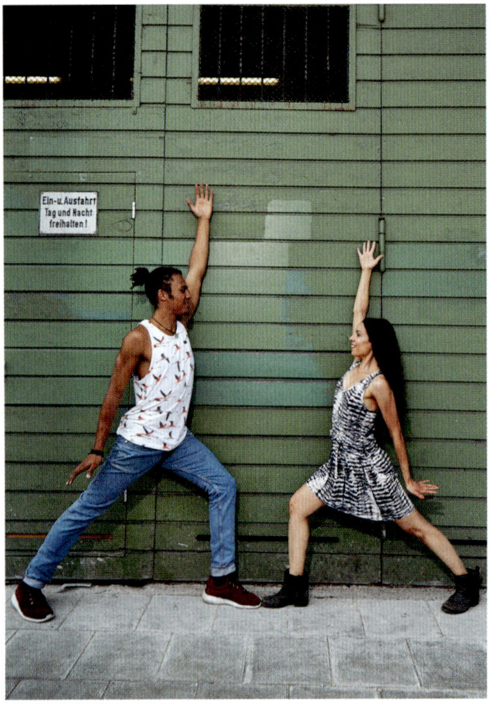

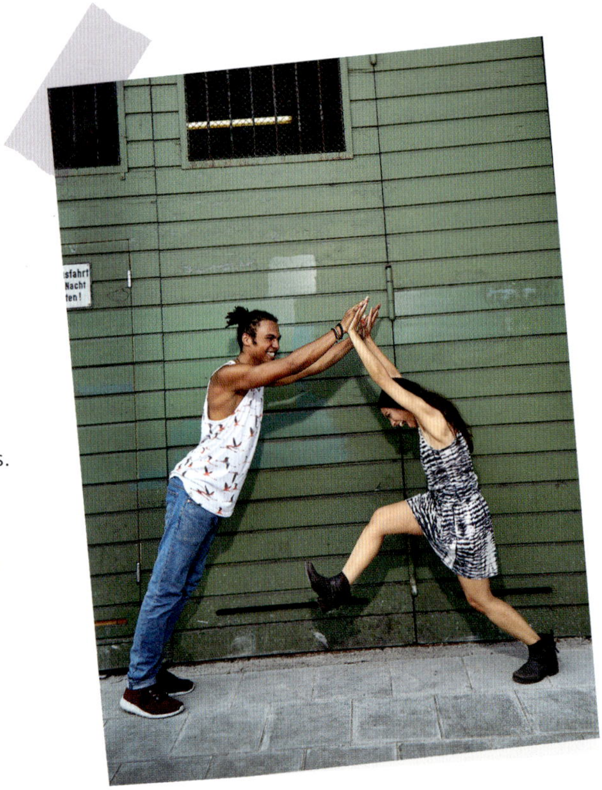

▲ Étape 1

Appuie-toi à un mur de côté, les jambes écartées. La jambe droite avant est pliée et l'autre est tendue. Tends le bras droit en l'air et le bras gauche vers le sol. La paume face au sol, le dessus de la main tendu vers toi. Tends ton torse vers l'avant. Change de côté.

STANDING

Sois ouvert

Es-tu casanier ? Ca suffit ! Sors et vis ta vie !
Cet exercice t'accompagne pour faire tes premiers pas à l'extérieur.
Sois courageux ! Ne réfléchis pas, fais !

► Étape 1

Mets-toi dos au mur. Plie ta jambe en arrière et pose la pointe de ton pied contre le mur. L'autre jambe reste droite. Tends les 2 bras en l'air. Les paumes se font face.

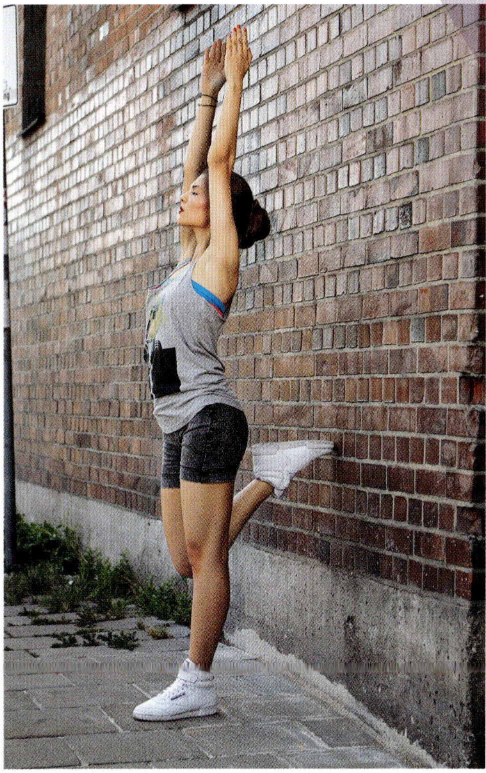

▼ Étape 2

Tourne la tête et le cou lentement en arrière et pose les paumes de tes mains contre le mur.

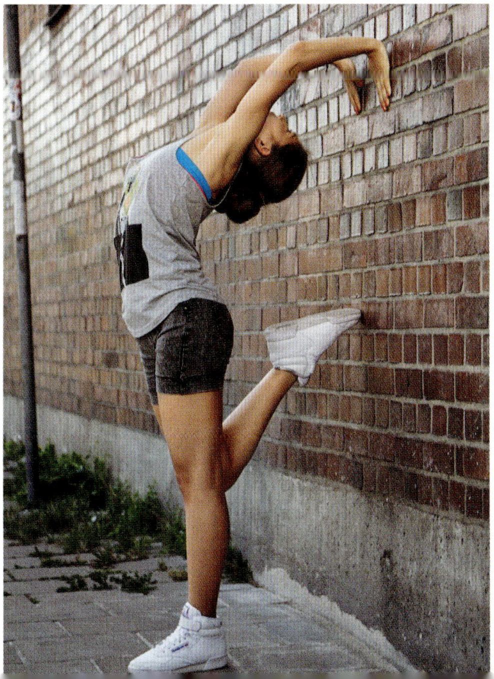

À TESTER

Standing est une bonne préparation pour l'exercice Wheeling page 58.

STEP HIGH

Savoure le silence

Étirer longuement tes fesses et tes jambes peut faire des miracles. Cet exercice est également super lorsque tu passes beaucoup de temps assis et que tu es tendu.

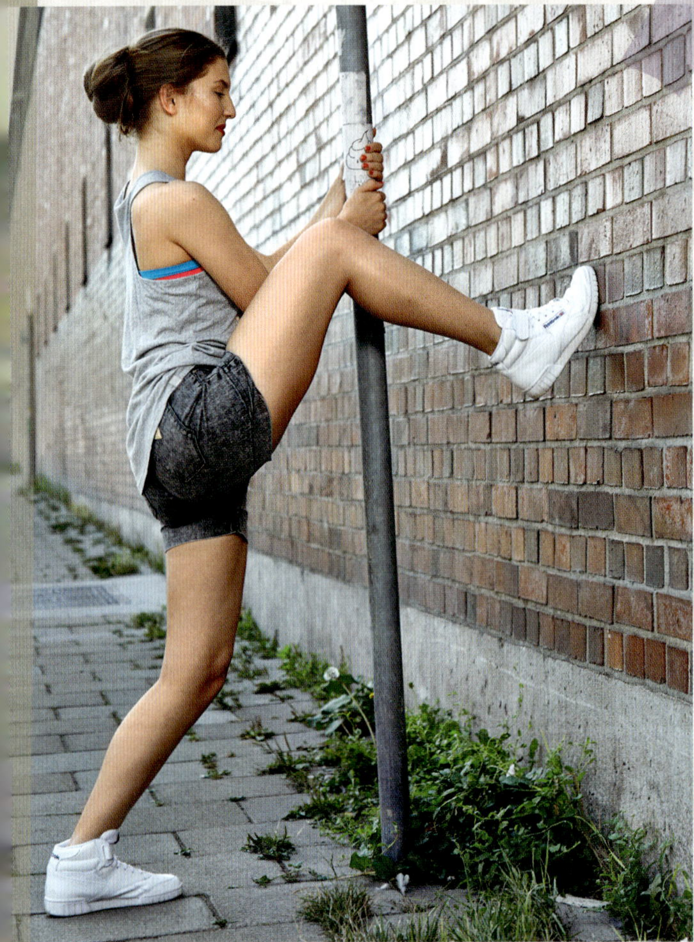

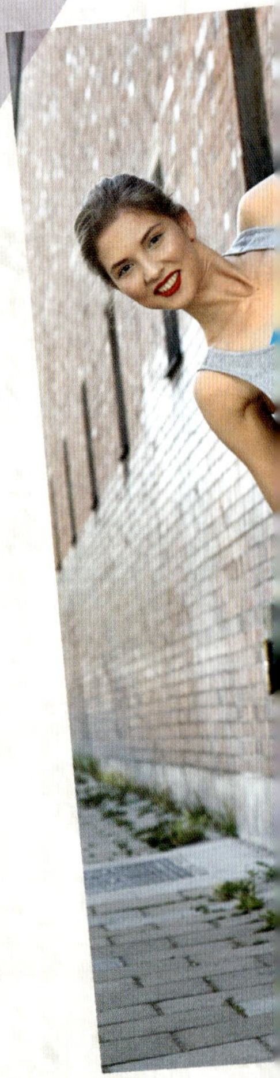

◂ Étape 1

Tiens un poteau de tes 2 mains. Lève une jambe en l'air et pose tes orteils sur le mur. Tes jambes sont légèrement pliées, ton dos est droit et forme une ligne avec ta tête.

@ HOME

Un encadrement de porte à la maison est parfait pour l'exercice.

▸ Étape 2

Pousse-toi du mur et du poteau. Tends la jambe sur laquelle tu te tiens et pose le pied de l'autre sur le mur. Tends les bras. La jambe d'appui, le dos et la nuque forment un angle droit.

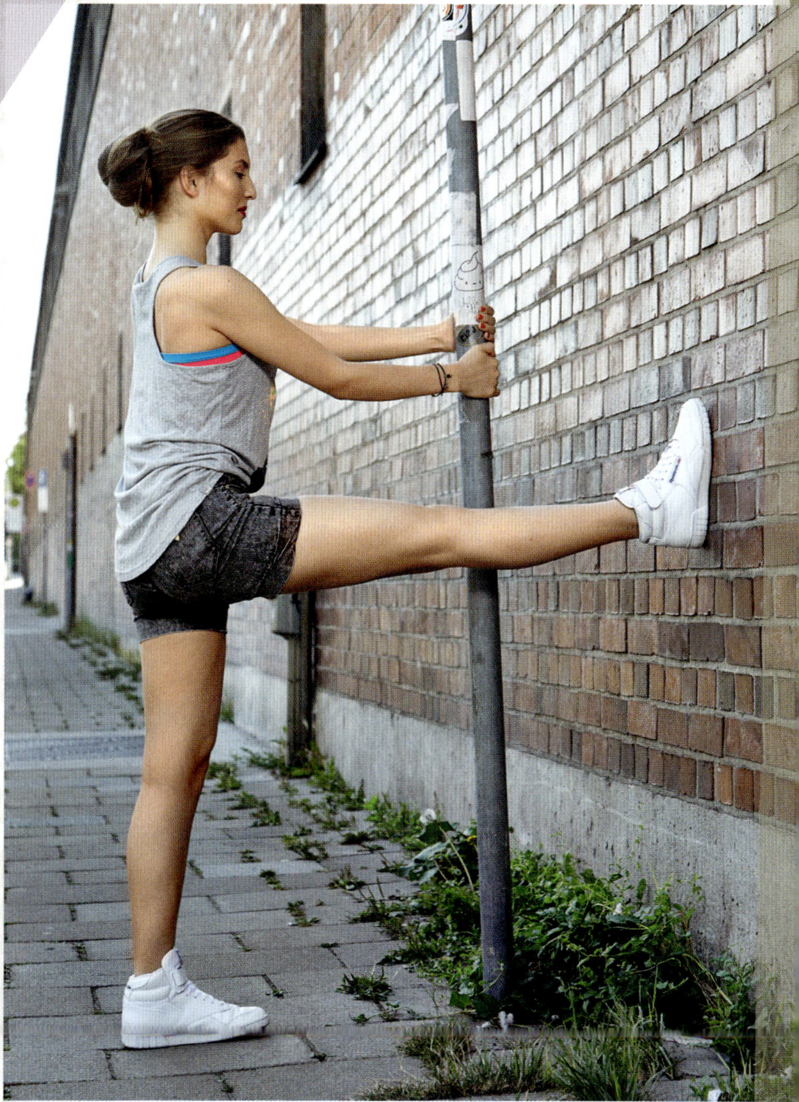

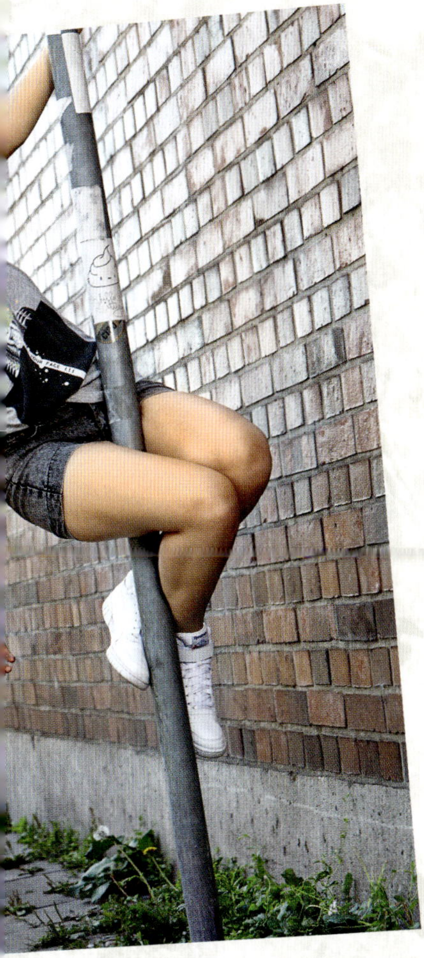

À TESTER

Si tu sens trop de tension dans tes jambes alors arrête-toi à l'étape 1.

HEADSTAND

Quelle vue !

Welcome to the king of Yoga exercices !
Le poirier favorise une meilleure circulation sanguine des pieds à la tête.
Tous tes organes sont renversés et font la fête.

▼ Étape 1

Forme un « V » à l'envers de ton corps et mets-toi sur la pointe des pieds. Pose tes avant-bras sur le sol et entrelace tes doigts de façon à faire un triangle avec tes bras. Pose le haut de ton crâne sur le sol et pas trop près de tes paumes. Fais des petits pas vers le mur.

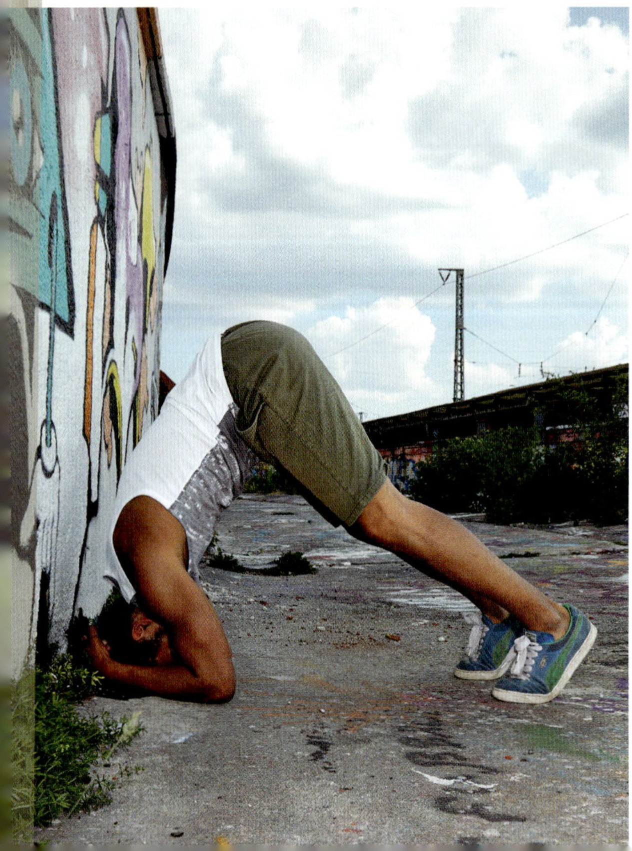

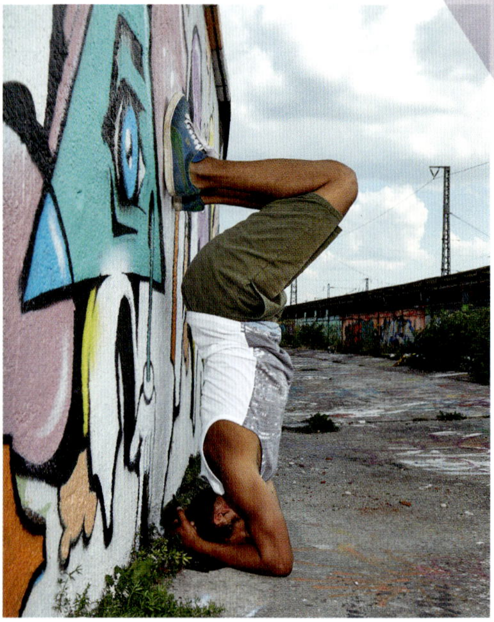

▲ Étape 2

Appuie-toi sur le sol et tends les muscles de ton ventre pour propulser tes jambes vers le ciel. Plie tes jambes et pose tes semelles contre le mur et cherche ton équilibre.

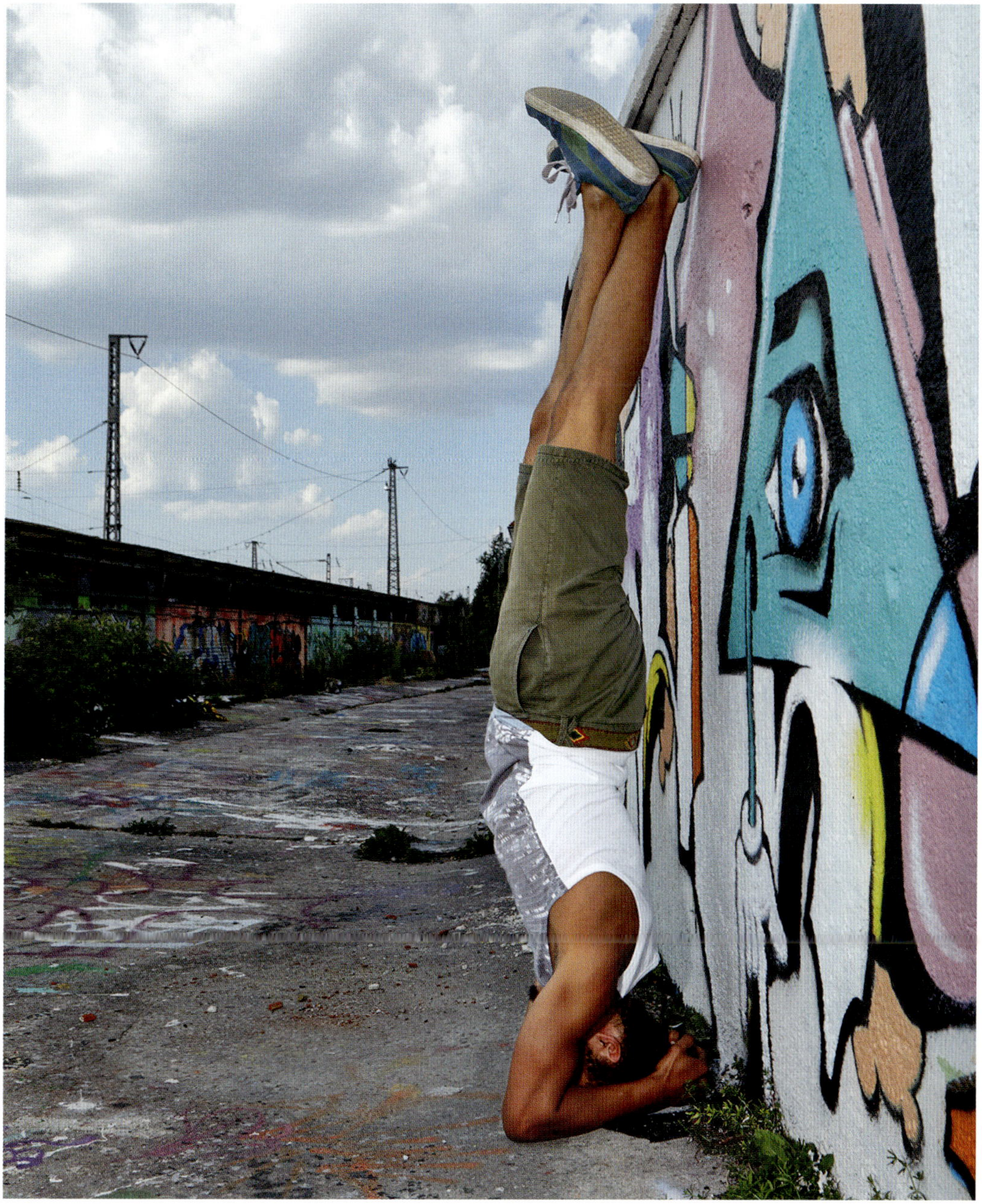

▲ Étape 3

Tends tes jambes vers le haut et croise-les, si tu en a envie.

À TESTER

Lorsque tu te sens en sécurité et que tu as trouvé ton équilibre, tu peux lâcher tes jambes du mur.

LEG UP

Aime-toi totalement

Nous n'accordons pas assez d'attention à nos pieds. Ce sont pourtant eux qui nous portent. Cet exercice d'équilibre te fera sentir tes pieds mais aussi tes jambes.

▾ Étape 1

Appuie-toi le dos contre un mur qui fait un angle. Écarte tes jambes. Tourne une des jambes vers l'extérieur en la suivant du regard. Les bras sont tendus sur le côté. Les paumes tournées vers l'arrière.

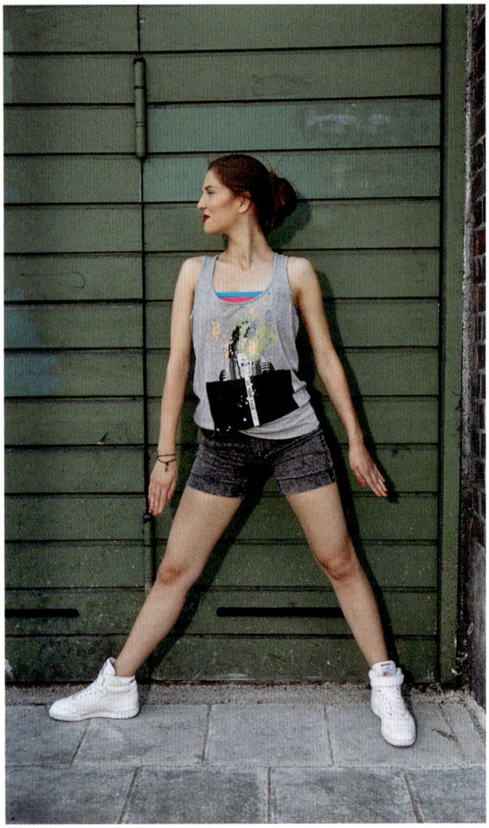

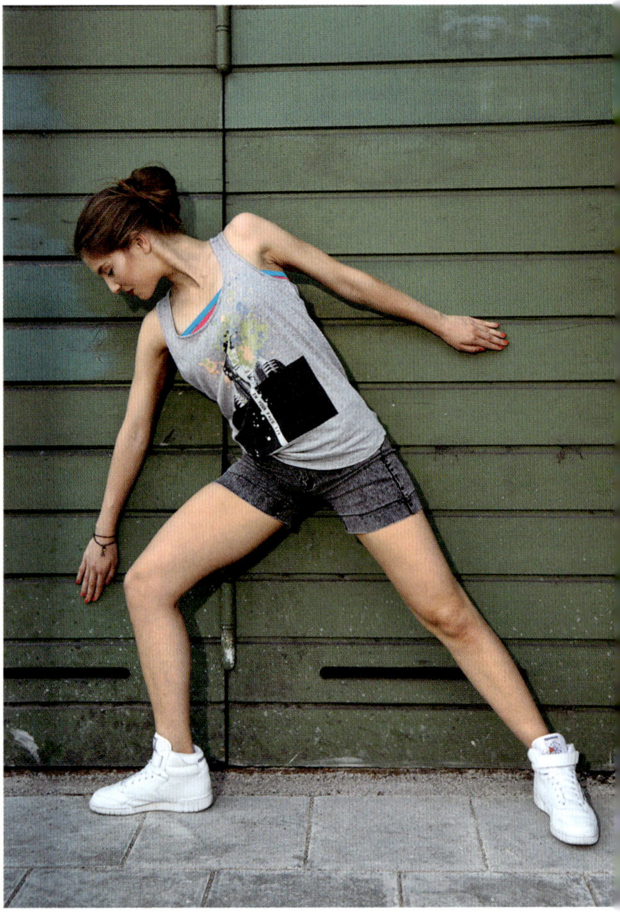

▴ Étape 2

Déplace ton poids sur la jambe avant que tu plies et penche en même temps ton torse vers le côté. Pose les paumes contre le mur.

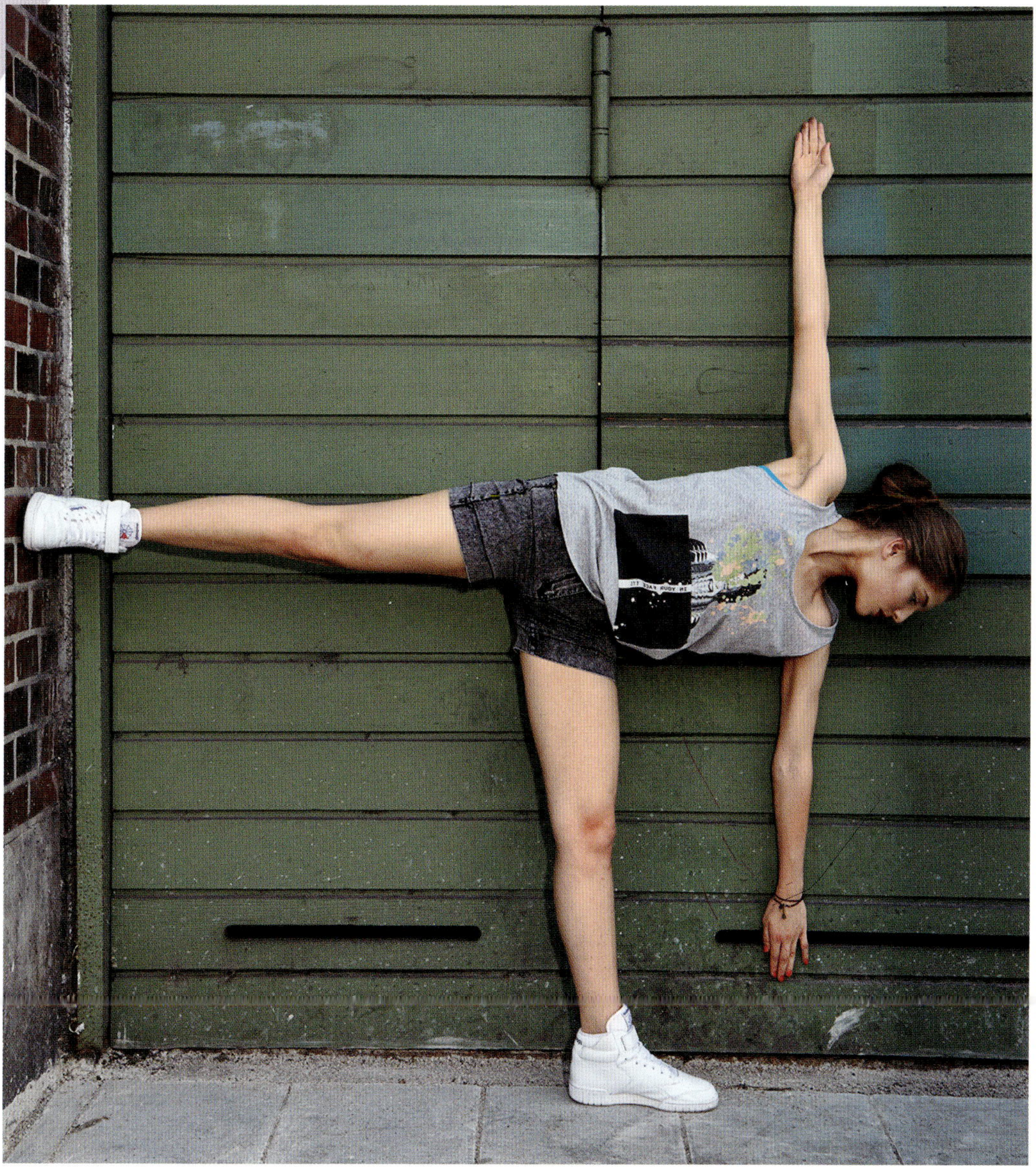

▲ Étape 3

Soulève la jambe tendue vers le haut (en angle droit) et pose ton pied sur le mur du côté. Tends ton autre jambe qui prend appui sur le sol. Lève tes bras en croix. Le regard est tourné vers le sol.

À TESTER !

C'est toi qui décides ! C'est toi qui sais à quelle hauteur tu veux lever ta jambe arrière.

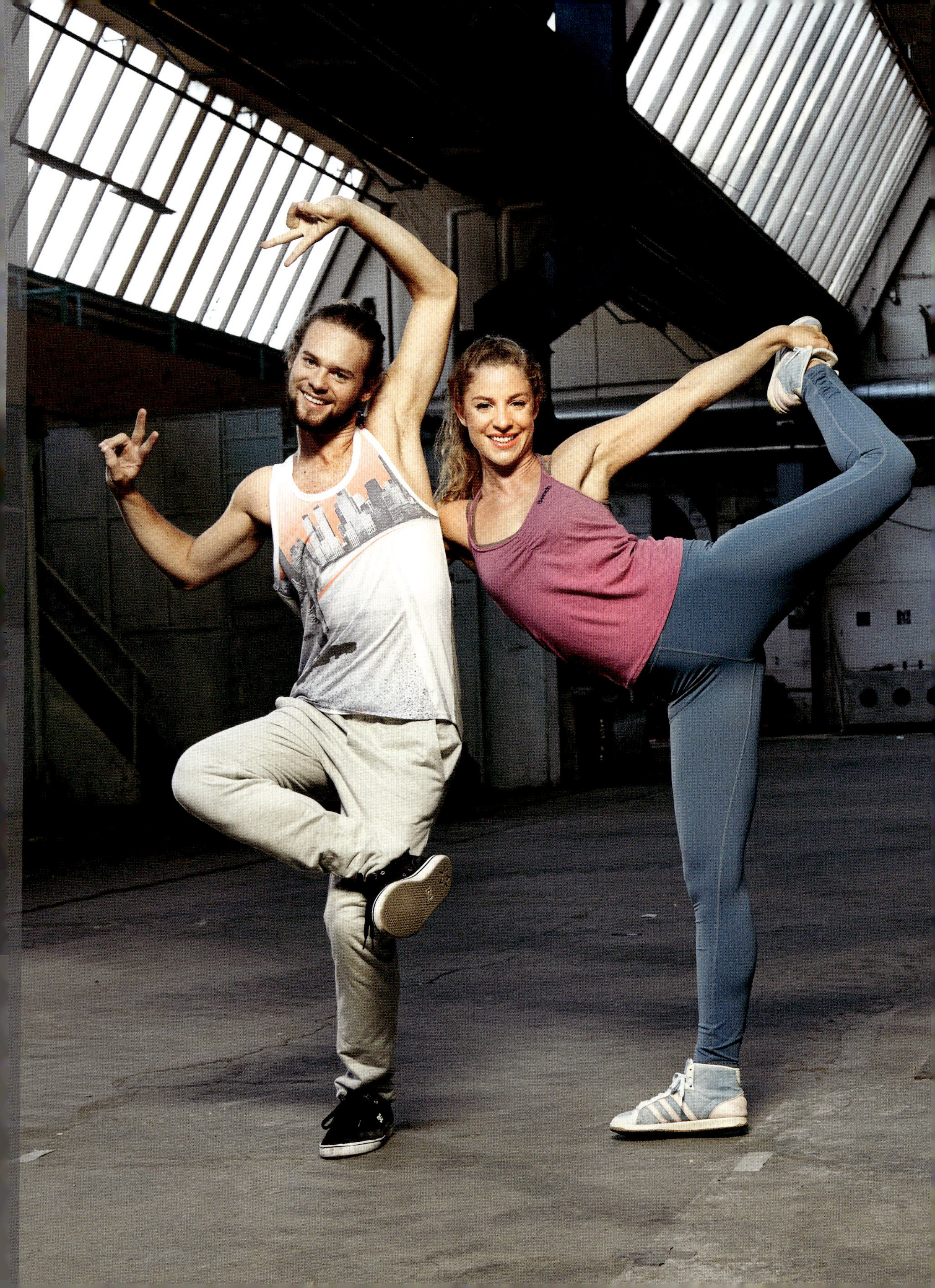

3

MOUVEMENT URBAIN

Tes mouvements, ton yoga ton fun

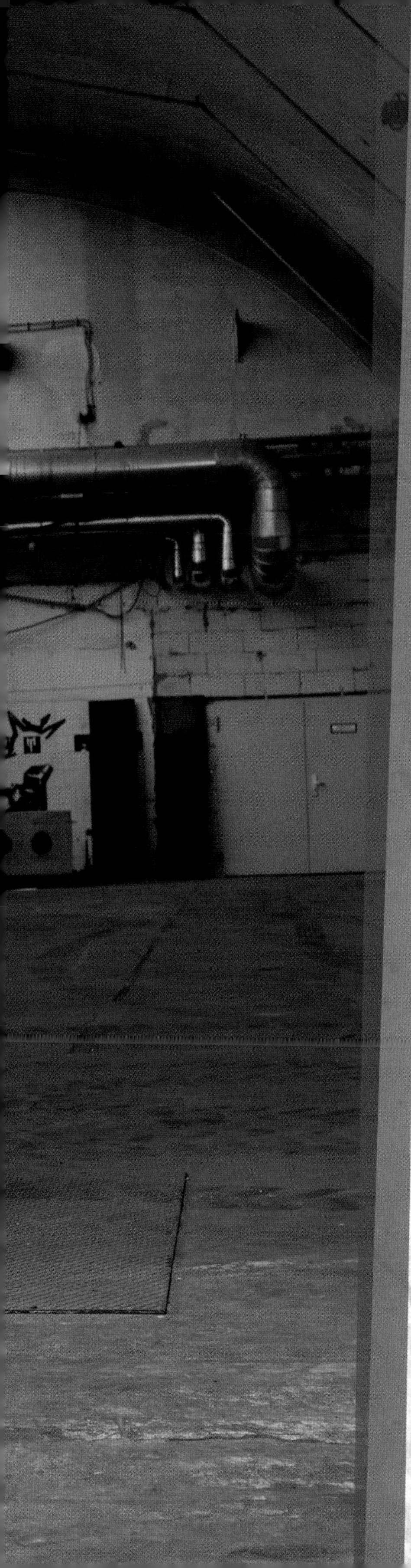

WARM IT UP

On y va !

Avant de commencer l'enchaînement, c'est bien de faire des échauffements. Ces exercices servent également à détendre l'esprit.

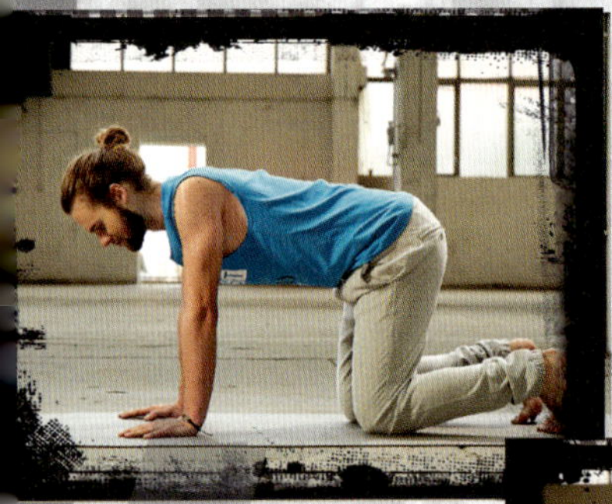

Étape 1
(Chat/ position de base)

Mets-toi à 4 pattes. Les mains sont à hauteur des épaules, les genoux à hauteur des hanches. Ton dos est droit et ta tête dans son prolongement. Inspire.

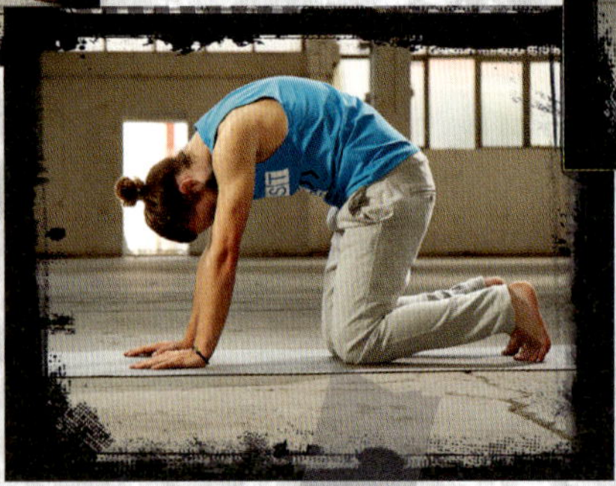

Étape 2
(Chat)

Expire. Fais le dos rond comme le chat. Commence par le bassin et finis en baissant la tête.

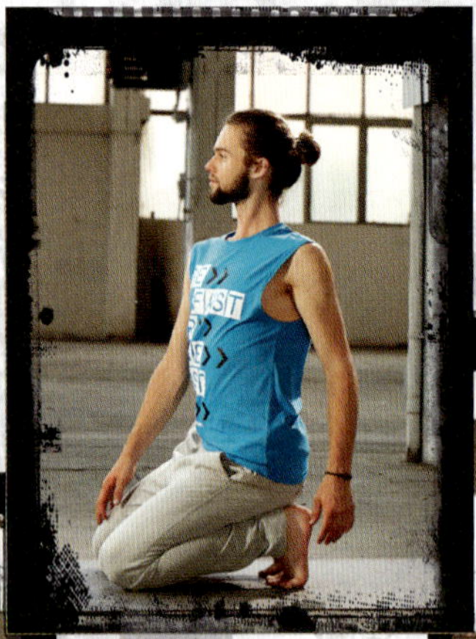

Étape 3

Inspire et expire. Assieds-toi avec ton dos tout droit sur tes talons. Les doigts de pied sont appuyés sur le sol. Fais des cercles avec tes épaules en alternant 4 fois en arrière et 4 fois en avant.

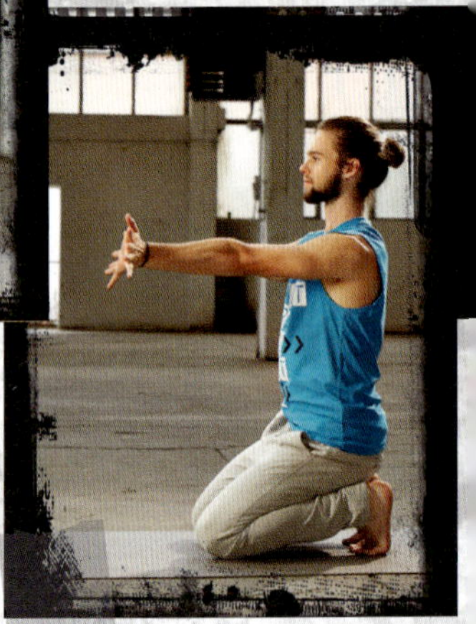

Étape 4

Inspire et expire. Tends tes bras et fais des cercles souples avec tes poignets. Sens-tu la tension dans tes pieds ? C'est bien !

À TESTER !

Cet enchaînement ne sert pas seulement à s'échauffer mais peut également servir comme étirement.

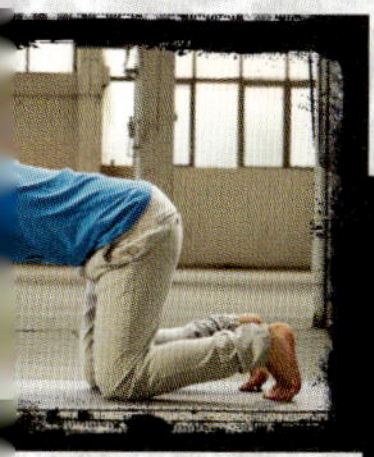

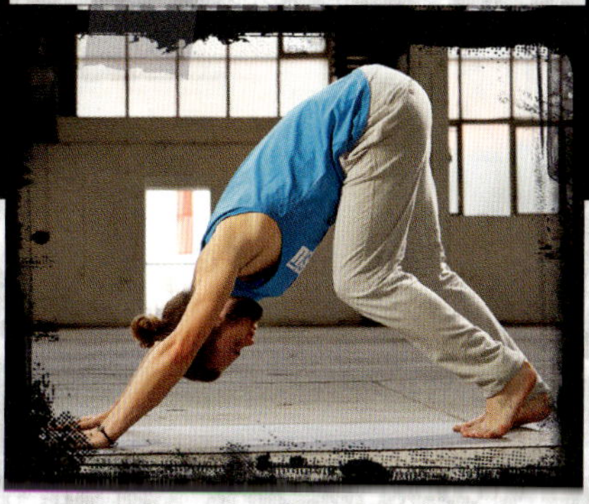

Étape 5
(Chat/ position de base)

Inspire et pousse-toi vers l'avant, les 4 membres sur le sol.

Étape 6
(Chien)

Expire et appuie sur tes genoux, jusqu'à ce que tes fesses soient dressées vers le ciel et pose le talon droit sur le sol. La tête et le dos forment une ligne droite.

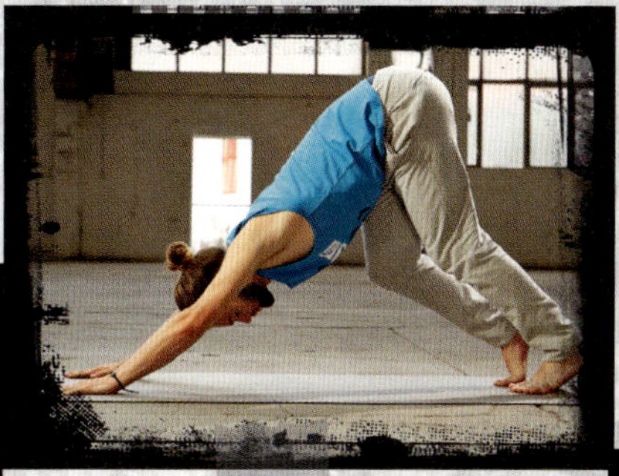

Étape 7
(Chien)

Inspire et expire. Continue ! Maintiens la position et pose lentement le talon gauche sur le sol.

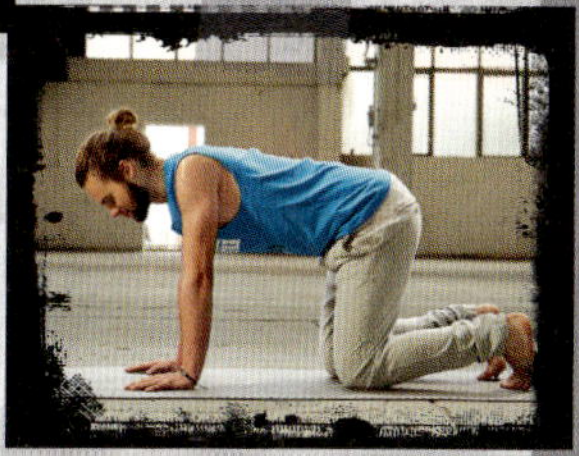

Étape 8
(Chat/ position de base)

Inspire puis expire. Remets-toi dans la position de départ. Si tu veux, tu peux recommencer l'enchaînement.

!

En plus des pas de certains enchaînements qui se trouvent sur cette page et sur les prochaines pages, tu trouveras les noms originaux des exercices de yoga.

MORNING GLORY

Allez debout !

La journée va être belle. Sors de ta couette, et carpe diem !
Voici un enchaînement super pour se réveiller
qui aide ceux qui ne sont pas du matin. La journée peut enfin débuter.

Étape 1
(Arbre)

Inspire et mets-toi debout, les jambes légèrement ouvertes. Tends tes bras vers le ciel. Les paumes se font face.

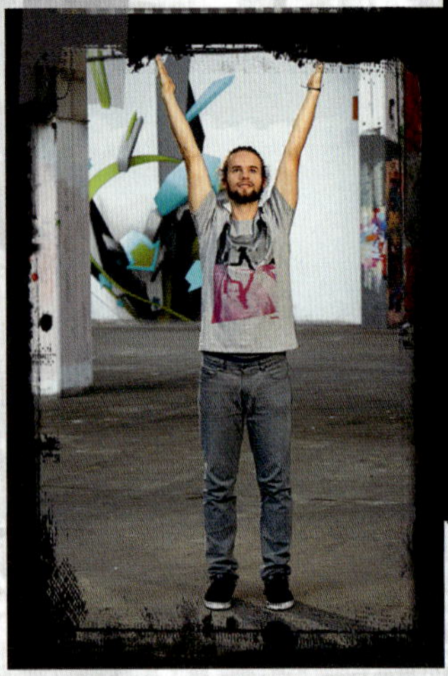

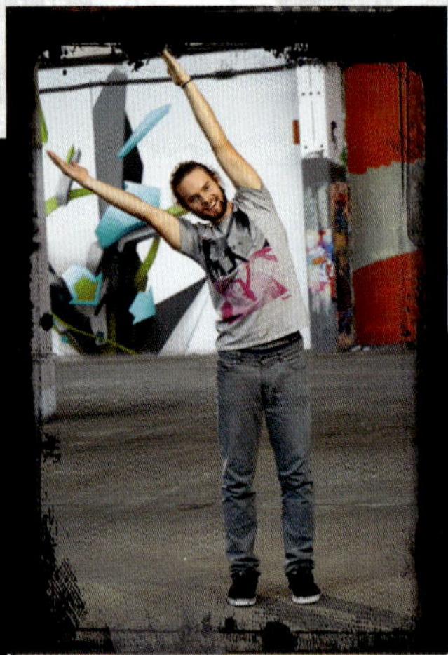

Étape 2

Expire et penche ton torse sur le côté droit. Sens l'étirement sur le côté gauche.

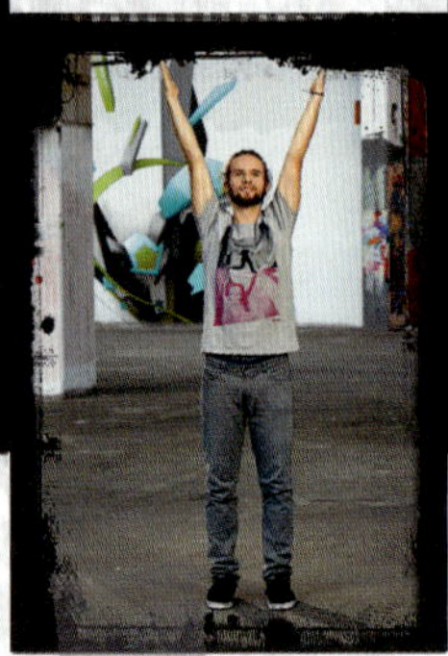

Étape 3
(Arbre)

Inspire et redresse-toi à la position de départ.

Étape 4

Expire et penche ton torse vers la gauche. Sens que ça tire sur le côté droit.

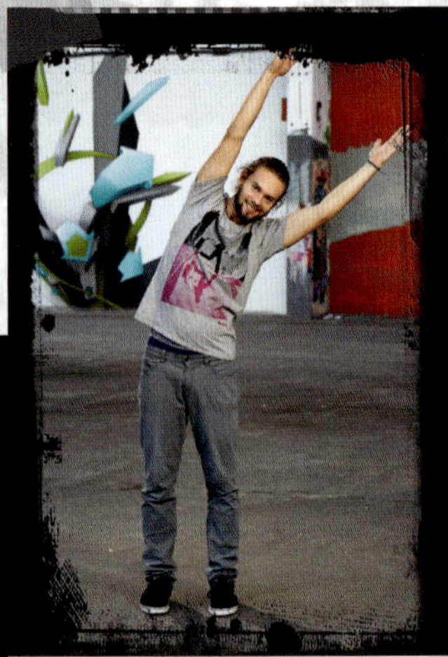

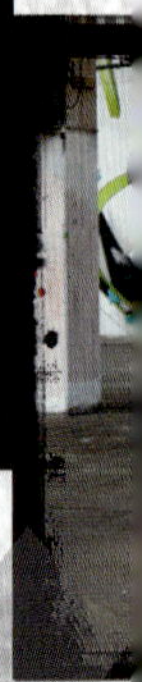

Étape 5
(Arbre)

Inspire et retrouve la position initiale (étape 1).

@ HOME

Good morning sunshine ! C'est l'heure de se réveiller. Cet exercice peut se faire n'importe où, il faut juste sortir du lit !

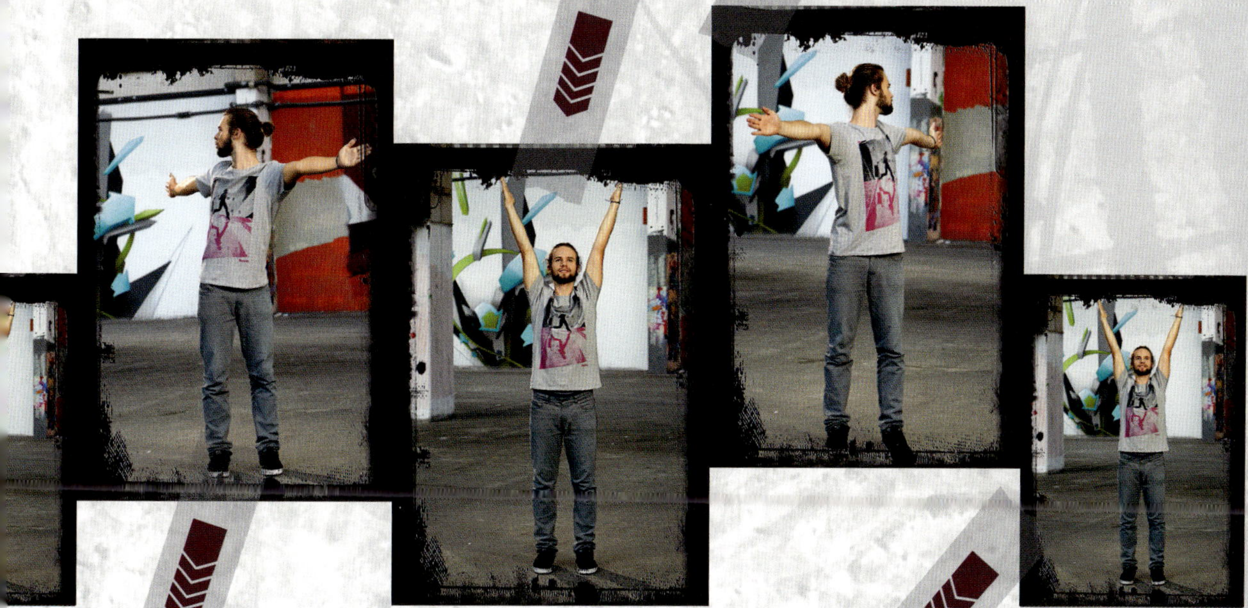

Étape 6

Expire et tourne ton torse vers la droite, les bras en croix à hauteur des épaules.

Étape 7

(Arbre)

Inspire, retourne-toi de face, les bras vers le ciel.

Étape 8

Expire et tourne-toi vers la gauche, les bras en croix à hauteur des épaules.

Étape 9

(Arbre)

Inspire et remets-toi en position de départ. Et voilà, tu es prêt à attaquer une nouvelle journée !

READY FOR WORK

1, 2, 3 partez !

Tendre et renforcer tous les muscles qui sont raides et durs après une journée en position assise. Ça améliore le rendement à la table ainsi que la concentration.

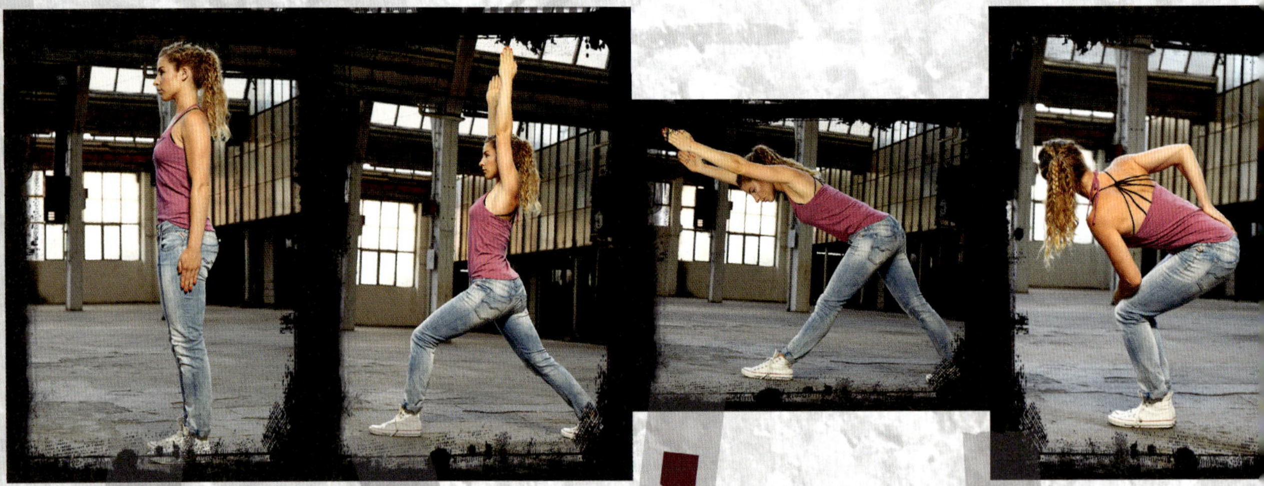

Étape 1
(Position debout)

Mets-toi debout les pieds joints. Tes bras sont tendus le long de ton corps.

Étape 2
(Guerrier)

Inspire et mets ton pied droit tendu en arrière. Plie ton pied gauche avant de sorte que le genou se trouve au-dessus du talon.

Étape 3
(À moitié penché)

Expire et penche ton torse avec les bras tendus en avant. Ton dos est droit. Tends en même temps la jambe gauche.

Étape 4

Inspire et expire. Mets ta jambe droite à côté de ta jambe gauche et sers fort les cuisses l'une contre l'autre. Appuie-toi de ton bras gauche sur tes cuisses. Tourne-toi, le dos bien droit vers la droite. Ta main droite repose sur le bas du dos.

À TESTER !

Lorsque tu dois passer une longue journée assise, n'oublie pas de te lever de temps en temps. Mets-toi un chronomètre. Je sais que ce n'est pas quelque chose de nouveau mais c'est toujours d'actualité.

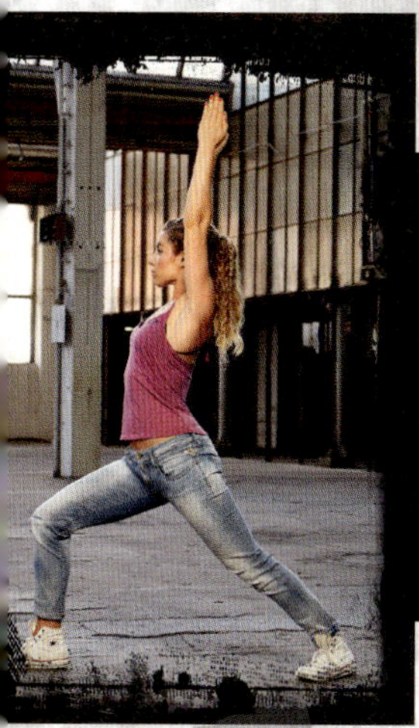

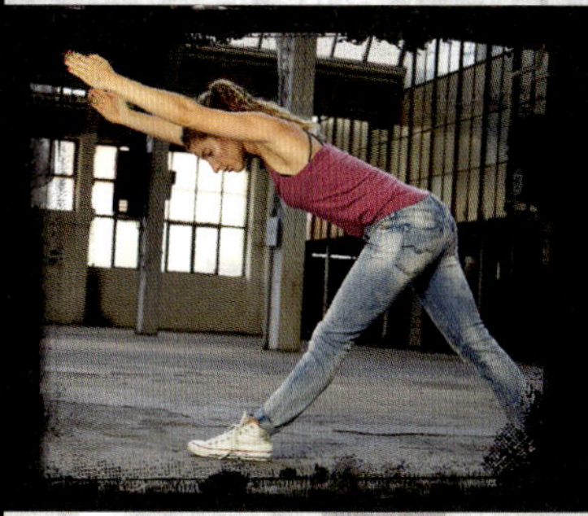

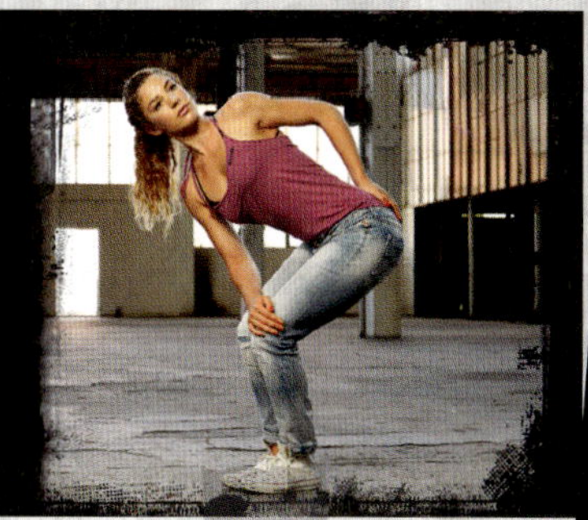

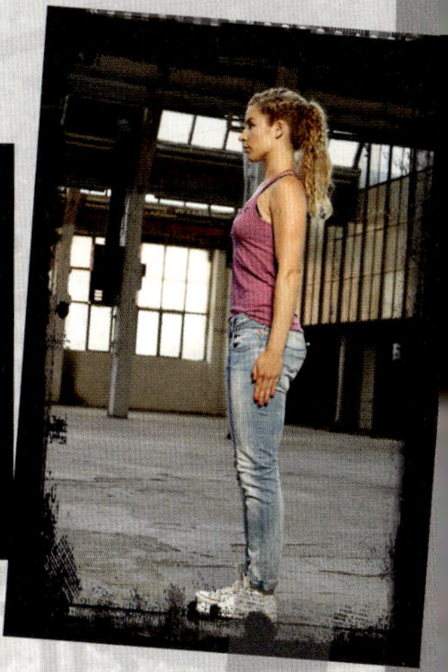

Étape 5
(Guerrier)

Inspire et place ta jambe gauche vers l'arrière. Plie ta jambe droite de sorte que le genou se trouve au-dessus du talon. Dresse ton torse et tends les bras vers le ciel.

Étape 6
(À demi penché)

Expire et penche ton dos droit et tes bras tendus dans le prolongement de ton dos vers l'avant. Ta jambe droite est tendue.

Étape 7

Inspire et expire. Place ta jambe gauche à côté de ta jambe droite et sers-les fortement l'une contre l'autre. Tourne-toi vers la gauche et pose ton bras droit sur tes cuisses. La main gauche repose sur le bas du dos.

Étape 8
(Position debout)

Inspire. Tourne-toi vers le milieu et déroule-toi vertèbre par vertèbre vers le haut dans la position de départ (étape 1).

ENERGY KICK

Allez, vas y !

C'est la mi-temps ! La journée n'est pas finie et tu as encore beaucoup à faire.
Tu te sens fatigué, tu n'arrives plus à te concentrer.
Essaie cet enchaînement et recharge-toi en énergie positive.

Étape 1
(Chien)

Inspire et appuie-toi sur le sol avec tes mains à largeur des épaules. Tes jambes sont à largeur du bassin et légèrement pliées. Pousse ton torse vers les jambes et tes fesses vers le ciel. Ton dos reste droit.

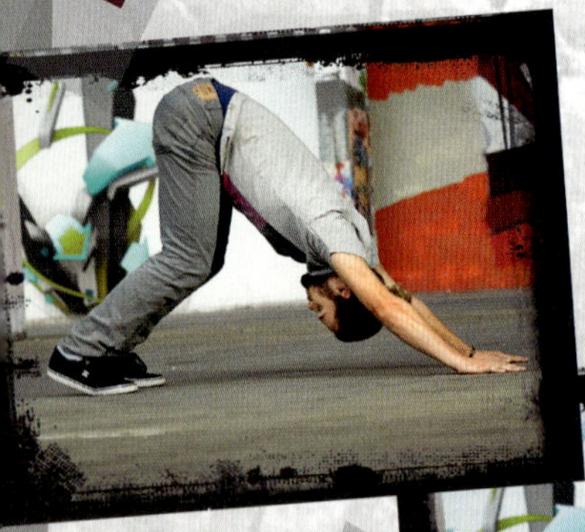

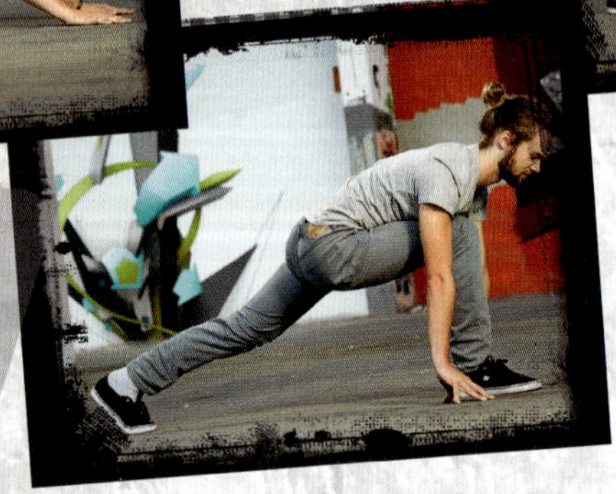

Étape 2

Expire et fais un grand et long pas en avant avec ta jambe droite. La jambe gauche et tendue, le dos reste droit. Appuie-toi sur le bout des doigts.

Étape 3
(Guerrier)

Inspire et redresse ton torse. Tends les bras vers le ciel. Les paumes sont tournées l'une vers l'autre. Rapproche ta jambe arrière vers toi.

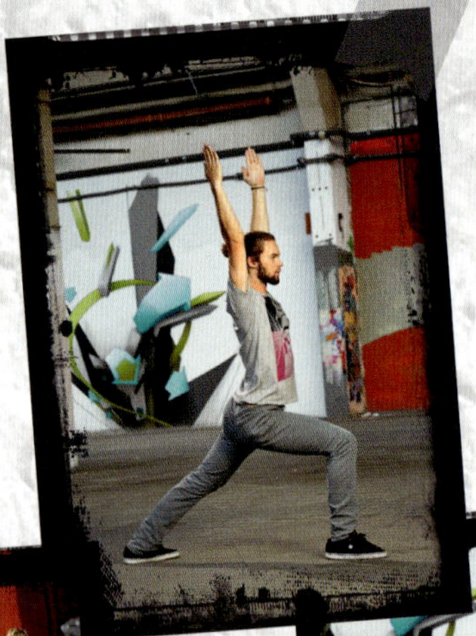

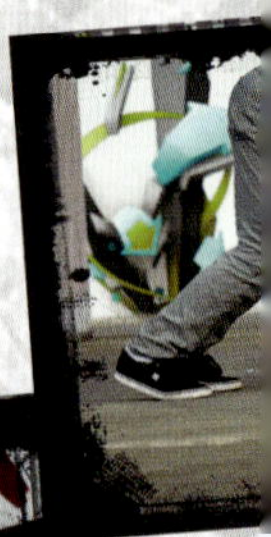

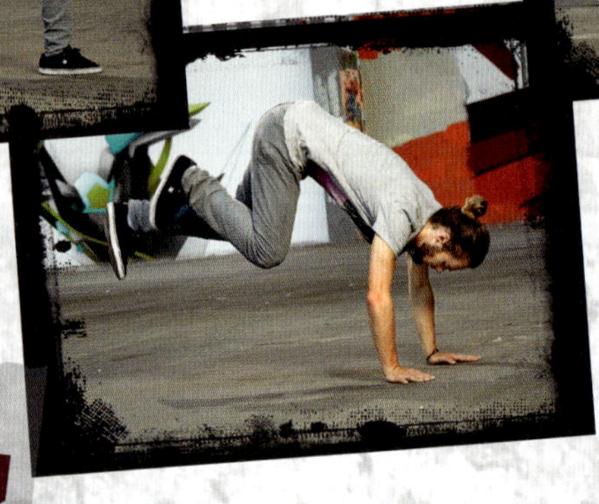

Étape 4

Expire. Saute ! Déplace ton poids vers l'avant sur les mains. Tends en sautant les muscles de ton ventre. Ainsi tu n'utilises pas seulement la force de tes bras.

À TESTER !

Cet enchaînement est un méga booster pour les moments mous quand plus rien ne fonctionne.

Étape 5
(Chien)

Atterris avec les jambes dans la position de départ. Essaie d'atterrir doucement sur la plante des pieds.

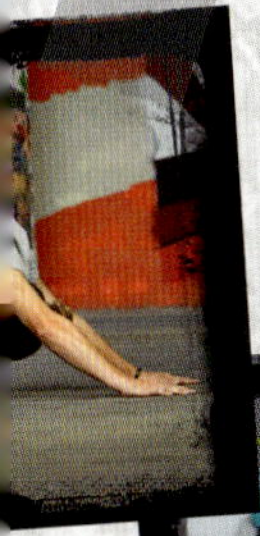

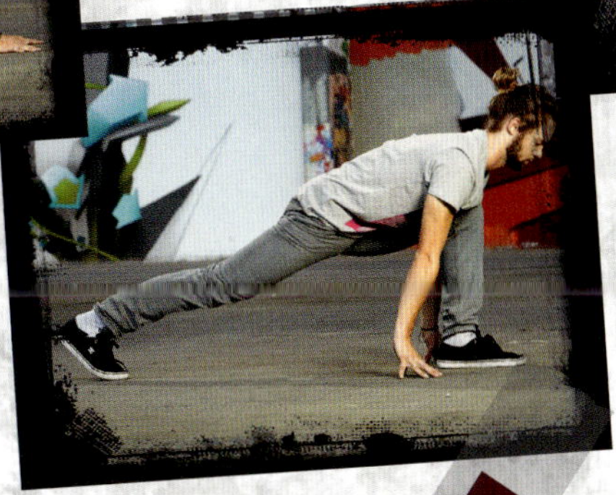

Étape 6

Inspire et expire. Déplace ton poids sur l'avant, sur les mains. Tends le ventre et fais un pas en avant avec ta jambe gauche.

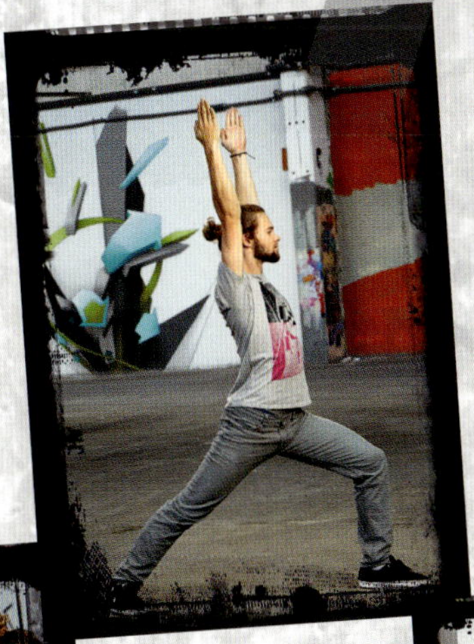

Étape 7
(Guerrier)

Inspire et déroule ton torse vers le haut. Tends tes bras et rapproche légèrement ta jambe arrière vers l'avant.

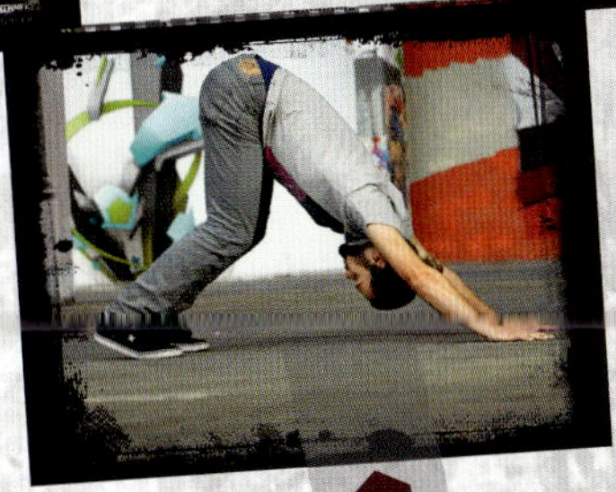

Étape 8

Expire, penche-toi vers l'avant et mets les mains à largeur des épaules sur le sol. Déplace ton poids vers l'avant et fais un bond.

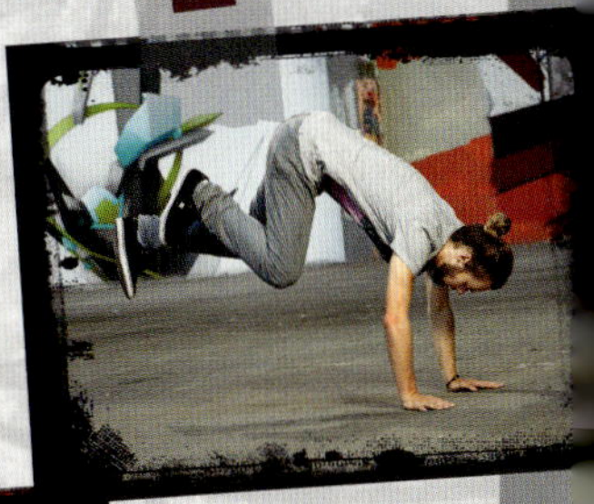

Étape 9
(Chien)

Atterris doucement dans la position de départ.

SLOW DOWN

Fais un break !

Mais quelle journée ! Détends-toi prends du temps pour toi. Tu ne peux plus rien changer à la journée. Mais ce qui peut t'aider, c'est de te trouver un coin calme et de te détendre.

Étape 1

Inspire et assieds-toi détendu sur le sol, tes pieds l'un contre l'autre. Prends tes chevilles dans tes mains. Penche ton dos vers l'avant.

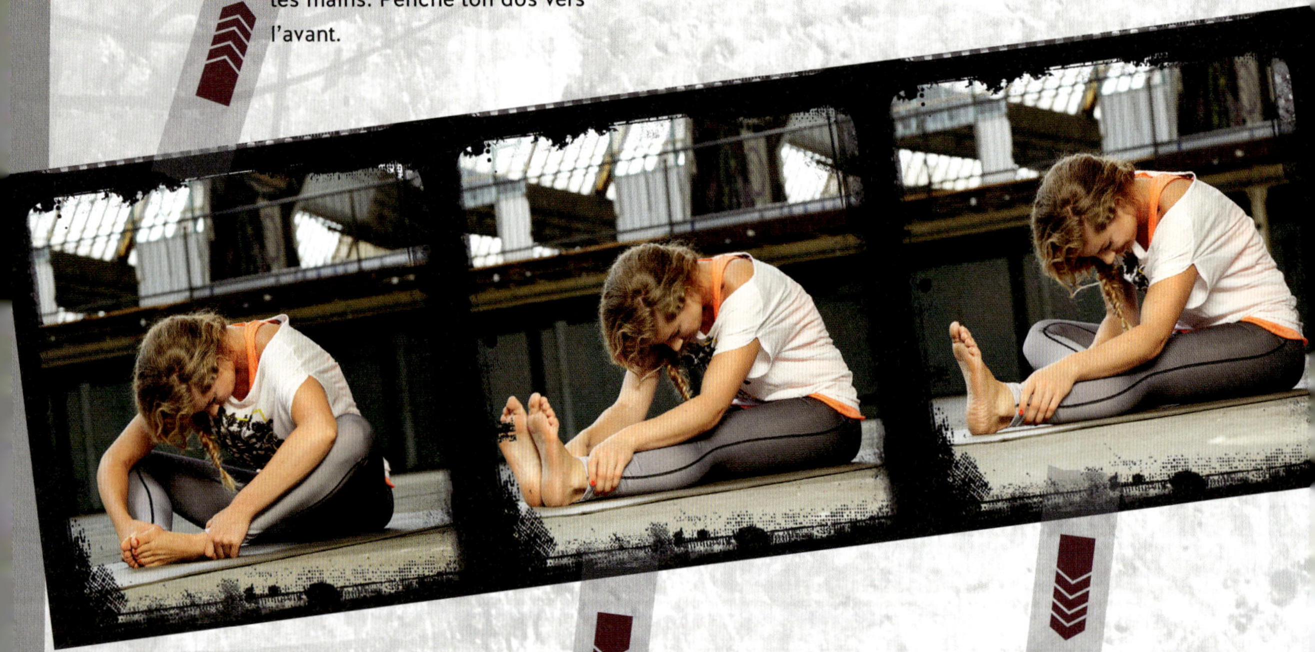

Étape 2

Expire. Continue à garder le torse détendu et tends tes jambes vers l'avant. Laisse tes mains sur les chevilles ou place-les sur les tibias.

Étape 3

Inspire. Tire avec ta main droite la jambe droite vers toi et plie la de côté. Le dos reste détendu.

Étape 4

Expire et tends les 2 jambes vers l'avant. Tu peux détendre totalement les muscles de tes jambes.

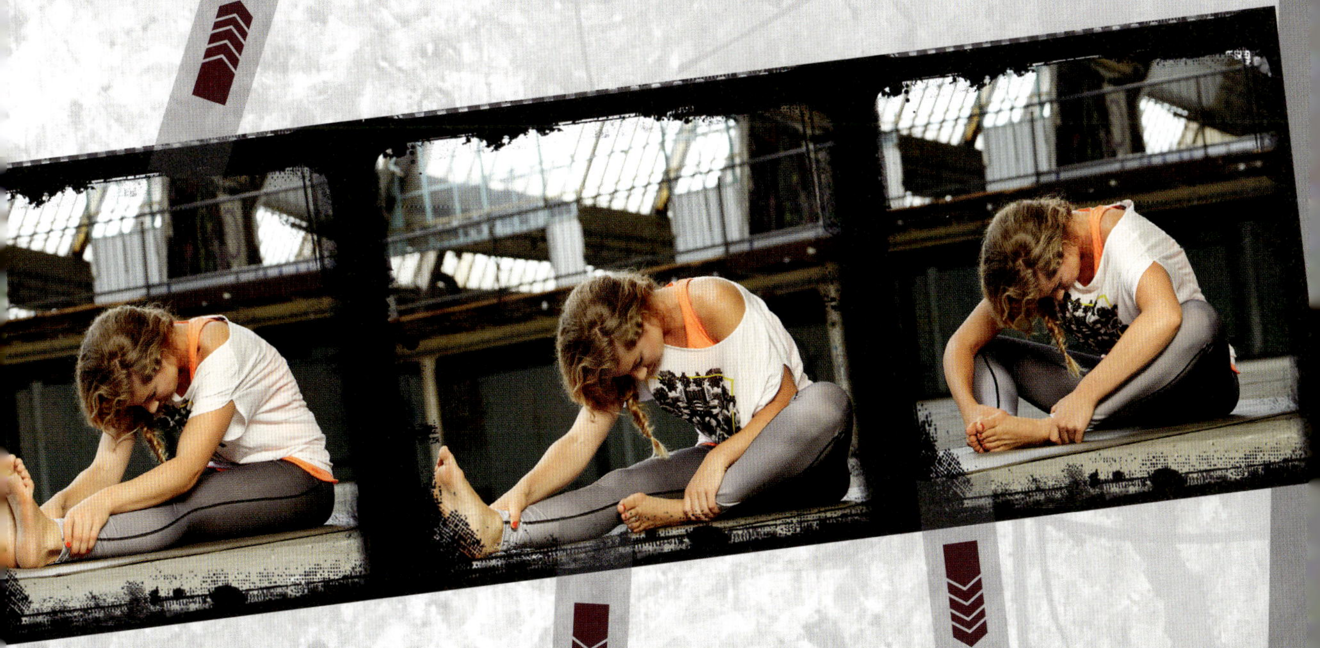

Étape 5

Inspire, tire la jambe gauche vers toi et plie le genou vers l'extérieur. Selon ta souplesse, le genou touchera plus ou moins le sol ou restera en l'air.

Étape 6

Expire et tire à nouveau la jambe droite vers toi dans la position de départ. Maintiens cette position pendant 4 à 6 respirations.

À TESTER !

Relaxe-toi et apaise-toi. Cet exercice t'offre une pause et un moment de réconfort.

IN BALANCE

Reste cool

Arrête un peu le temps, prends un moment pour toi et détends-toi.
Ça fait toujours du bien de prendre soin de soi.
Cet enchaînement t'aide à t'équilibrer.

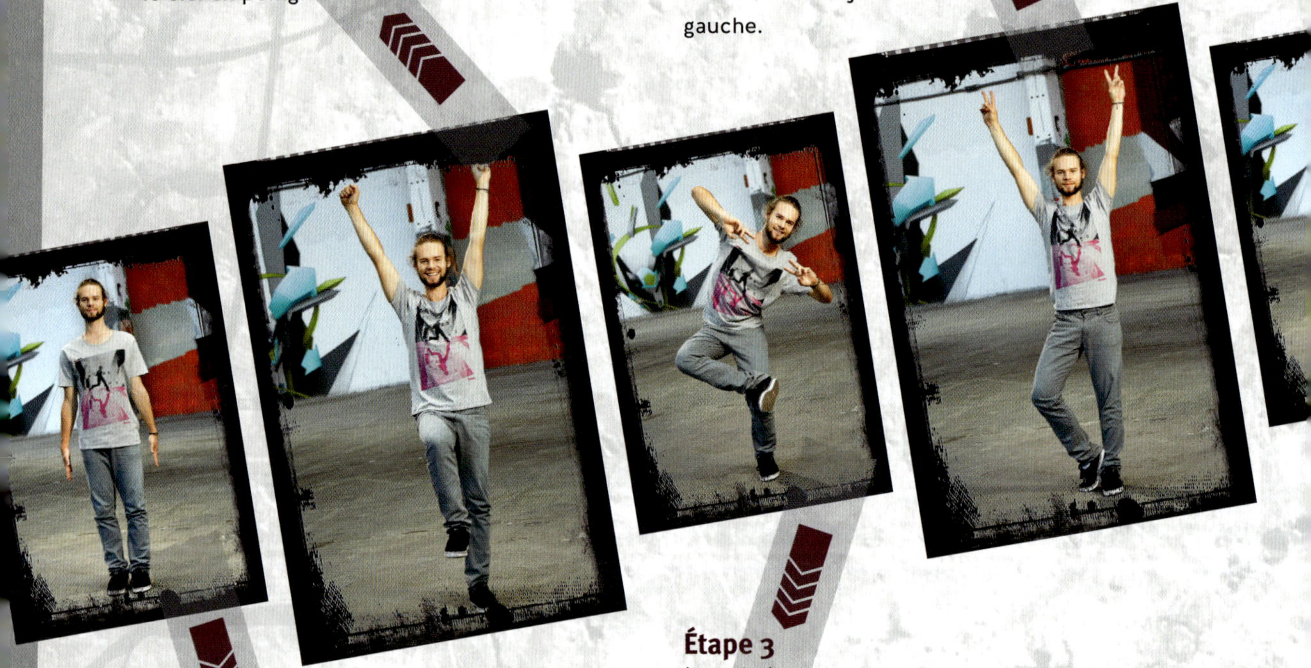

Étape 1
(Montagne)

Expire et mets-toi debout tout droit, les pieds bien ancrés dans le sol. Les muscles de tes jambes sont bien tendus et les bras bien droits.

Étape 2
(Arbre)

Inspire et soulève ton genou gauche. Tends les bras vers le ciel en poing.

Étape 3
(Palmier)

Expire, plie ta jambe gauche vers la gauche et mets ton talon sur ta cuisse gauche. Penche ton torse vers la gauche et fais ce que tu veux de tes mains.

Étape 4
(Shiva)

Inspire et tends les bras vers le ciel. Baisse ta jambe droite et mets ton talon sur la cheville de ta jambe gauche.

Étape 6
(Arbre)

Inspire et plie la jambe gauche vers le haut, la jambe droite reste droite sur le sol. Tends les bras vers le ciel, les mains en poing.

Étape 8
(Shiva)

Inspire, redresse-toi et tends tes bras vers le ciel. Baisse ta jambe gauche et mets ton talon sur la cheville de ta jambe droite.

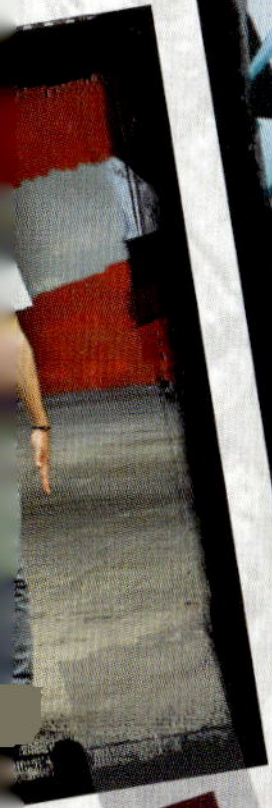

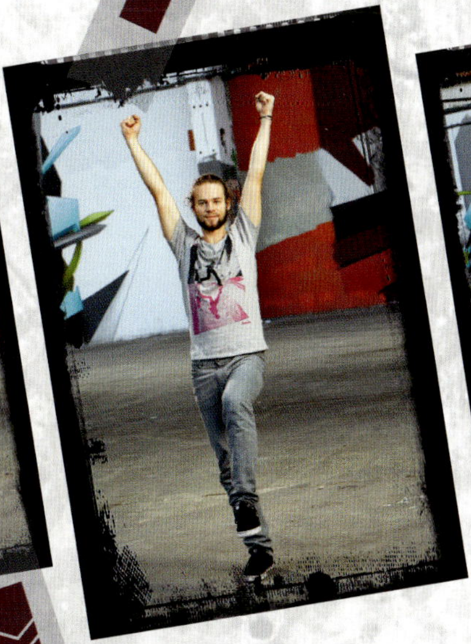

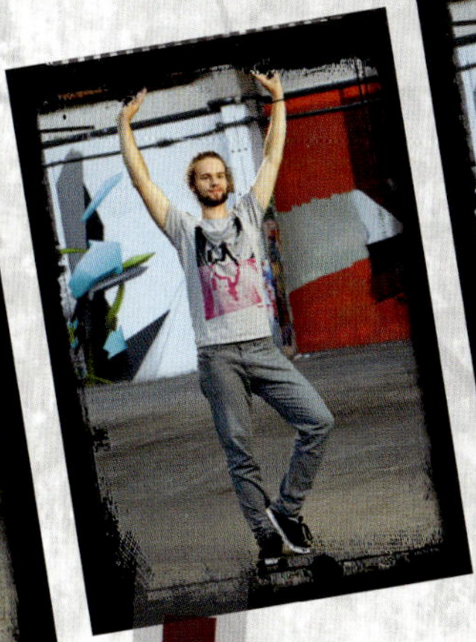

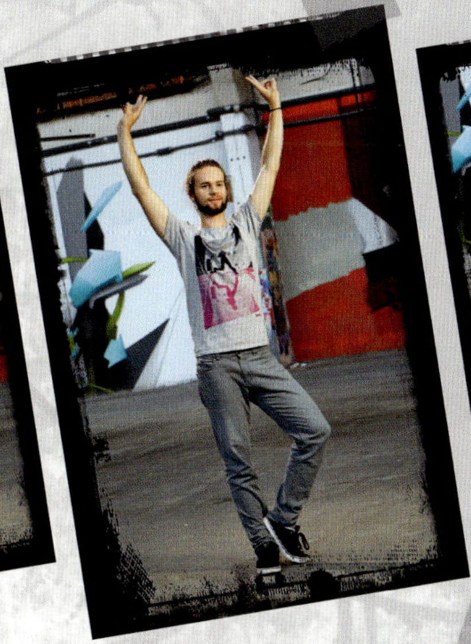

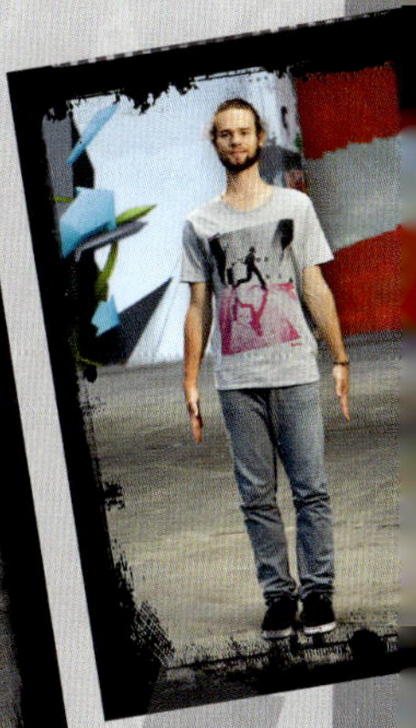

Étape 5
(Montagne)

Mets les pieds dans la position de départ l'un contre l'autre.

Étape 7
(Palmier)

Expire, plie ta jambe droite vers la droite et mets ton talon sur ta cuisse gauche. Penche ton torse vers la droite et fais ce que tu veux de tes mains.

Étape 9
(Montage)

Expire. Redresse-toi avec assurance et inspire et expire profondément par les narines. Tout peux continuer tes activités de la journée.

À TESTER !

Prends une pause et respire profondément, inspire de préférence par le nez et expire par la bouche. C'est une bonne dose d'énergie.

PEACEFUL SLEEP

Sweet dreams

Rien de plus important que la qualité du sommeil !
Cet enchaînement te permettra de passer une bonne nuit.
Allonge-toi dans le lit et fais les mouvements suivants.

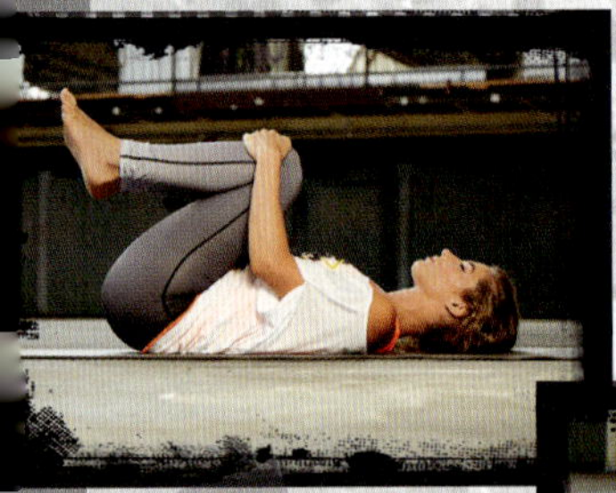

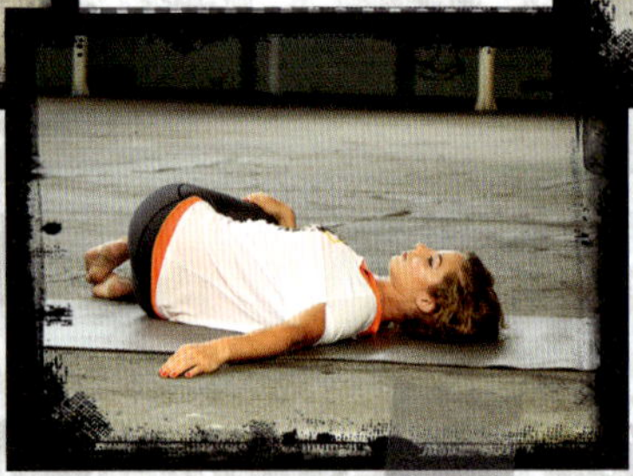

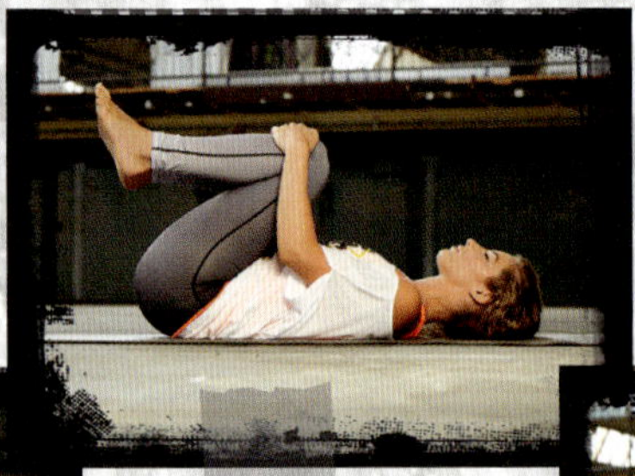

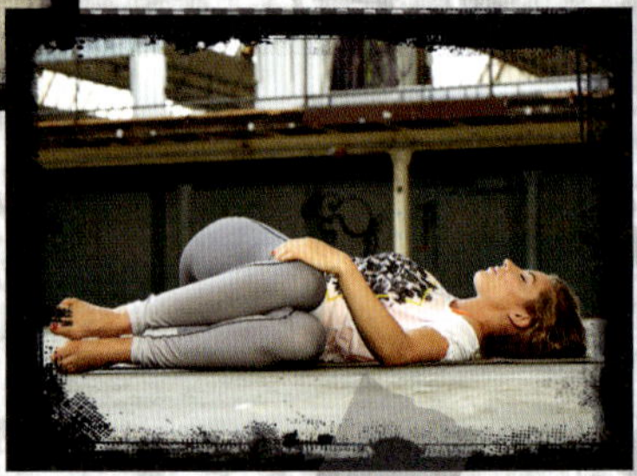

Étape 1
(Crocodile)

Allonge-toi sur le dos dans ton lit et tire les cuisses vers ton torse. Enlace tes jambes et respire profondément.

Étape 2

Expire et pose tes genoux vers la droite. Ta main droite repose sur la cuisse gauche et ta main gauche est tendue sur la gauche. Ton regard est dirigé vers le ciel.

Étape 3
(Crocodile)

Inspire et mets tes cuisses une par une sur ta poitrine.

Étape 4

Expire et inspire. Plie tes jambes sur le côté gauche. La main gauche repose sur la cuisse droite et la main droite est tendue sur le côté. Le regard est dirigé vers le ciel.

À TESTER

À l'étape 6, tends les jambes seulement jusqu'à ce que tu peux.

Étape 5

Expire, tourne-toi sur le dos et laisse tomber tes genoux sur les côtés. Les plantes des pieds se touchent.

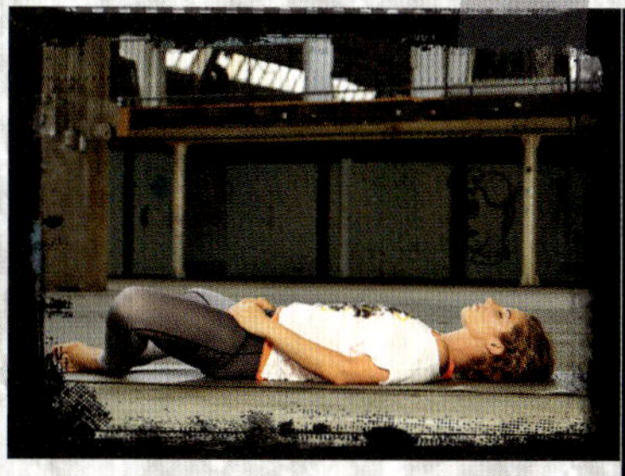

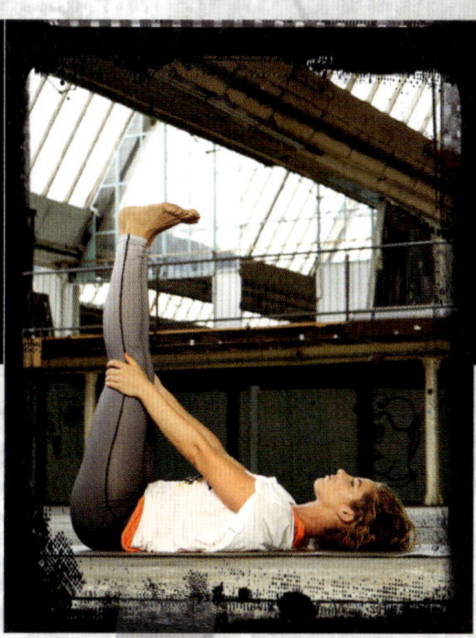

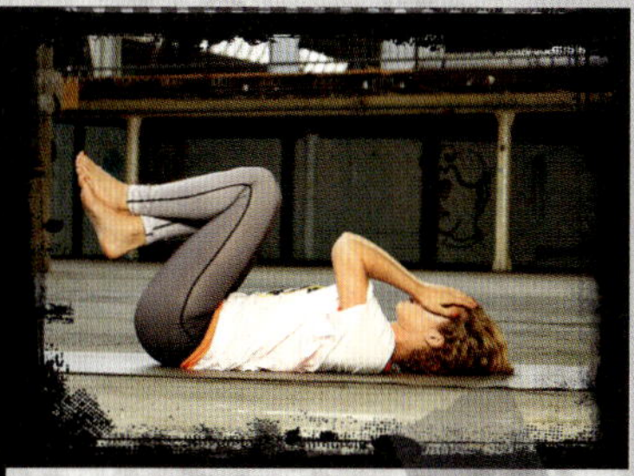

Étape 6

Inspire et tends tes jambes vers le ciel, les doigts de pied sont tirés vers toi. Tiens l'arrière de tes genoux dans tes mains.

Étape 7

Expire, plie les genoux, croise les chevilles et laisse les pieds pendre vers le bas. Mets les mains sur tes yeux et maintiens cette position pendant 4 respirations. Bonne nuit!

THANK GOD IT'S FRIDAY

Let's dance!

Cool, c'est le week-end ! Grâce à cet enchaînement tu seras prêt pour une nuit de folie en boîte ! Les exercices raffermissent les jambes, les fesses et la taille. Mets tes vêtements les plus cool, enfile tes talons hauts et vas-y !

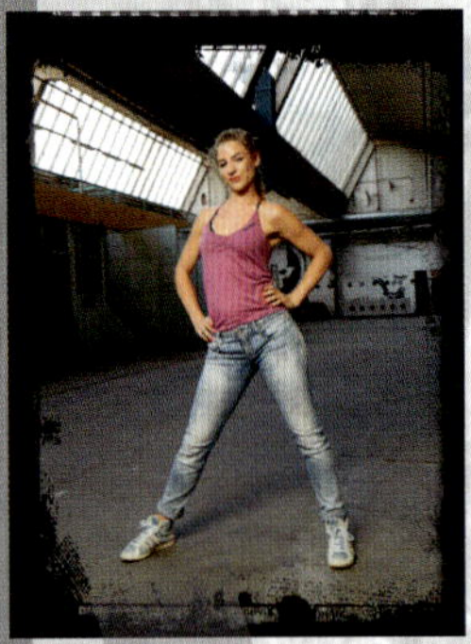

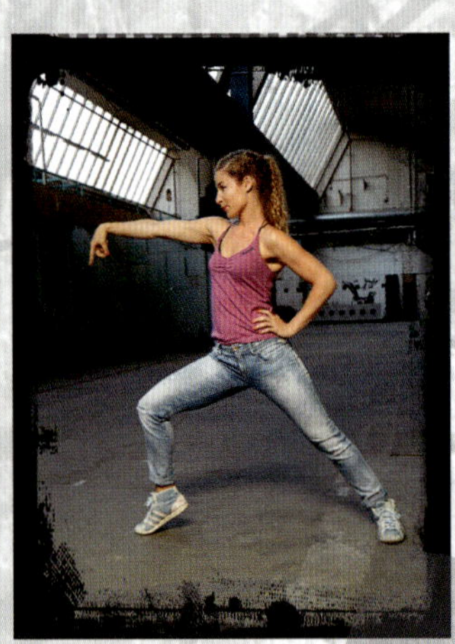

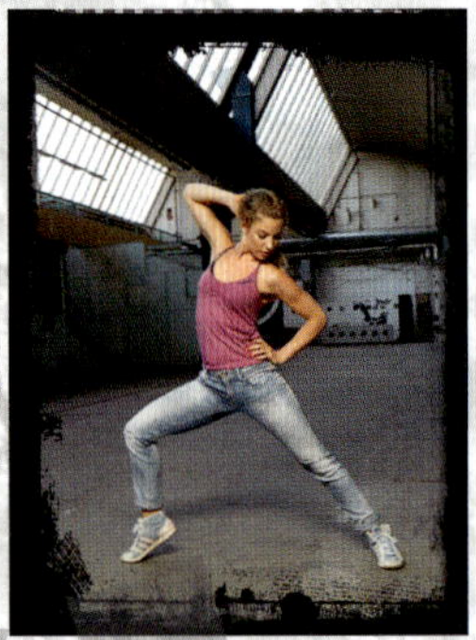

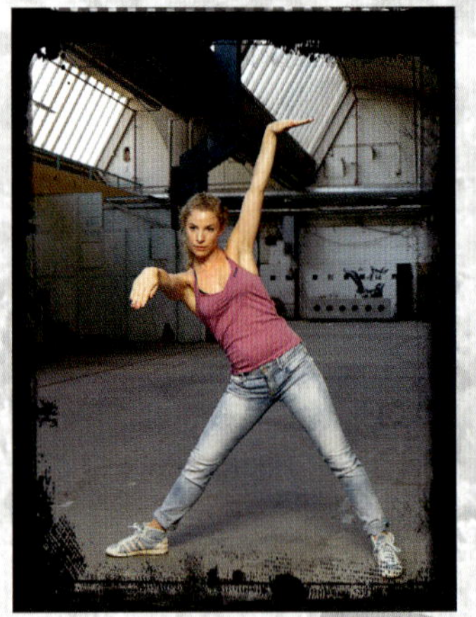

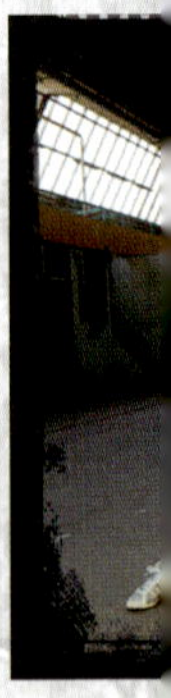

Étape 1

Expire et écarte les jambes de façon sexy. Mets tes mains sur les hanches. Bouge ton bassin à droite puis à gauche.

Étape 2
(Guerrier)

Inspire et tourne ton pied droit vers l'extérieur. Plie ta jambe, le genou est au-dessus du talon. La jambe arrière est tendue. Le bras droit est tendu vers l'avant à hauteur des épaules. Plie le poignet de ta main vers le bas et tends l'index.

Étape 3

Expire. Pose ta main droite sur l'arrière de ta tête et tourne ton torse vers la droite. Ton regard est tourné vers le sol.

Étape 4
(Triangle)

Inspire, tends ta jambe droite et tourne tes hanches vers la gauche. Plie le torse vers la droite. Tends le bras droit vers l'avant et le bras gauche vers le ciel. Plie les poignets vers le bas.

Étape 5

Expire. Recommence à l'étape 1, tes mains sur tes hanches.

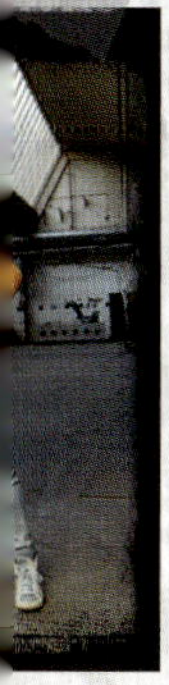

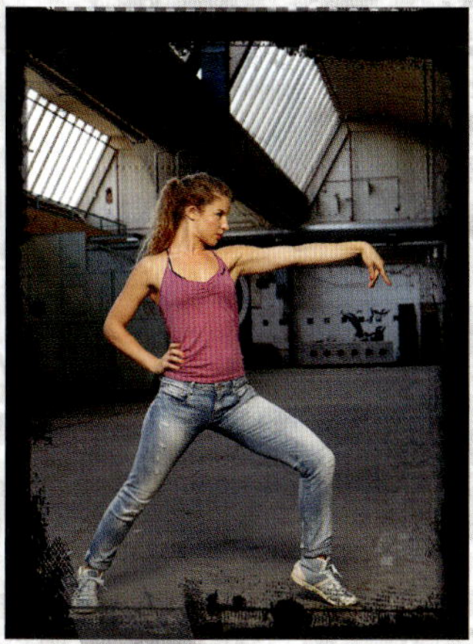

Étape 6

(Guerrier)

Inspire et tourne ton pied gauche vers l'extérieur et soulève le talon gauche. Plie ta jambe, le genou est au-dessus du talon. La jambe droite est tendue. Ta main droite repose sur tes hanches, ton bras gauche levé à hauteur des épaules. Plie le poignet de ta main gauche vers le bas et tends l'index.

Étape 7

Expire. Pose ta main gauche sur l'arrière de ta tête et tourne ton torse vers la gauche. Ton regard est tourné vers le sol.

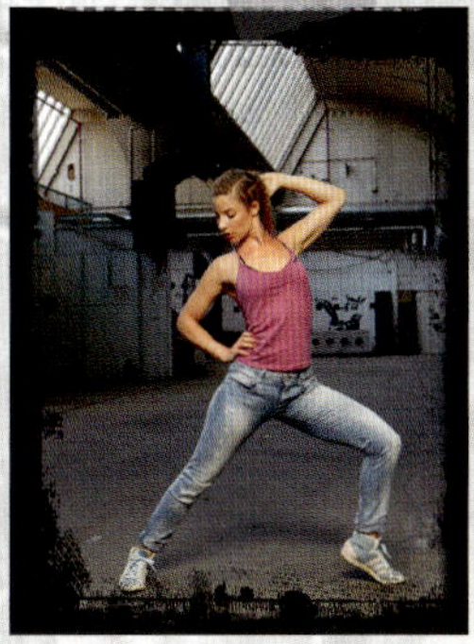

Étape 8

(Triangle)

Inspire. Plie le torse vers la gauche. Les jambes sont tendues. Lève le bras gauche vers l'avant et le bras droit vers le ciel. Plie les poignets vers le bas.

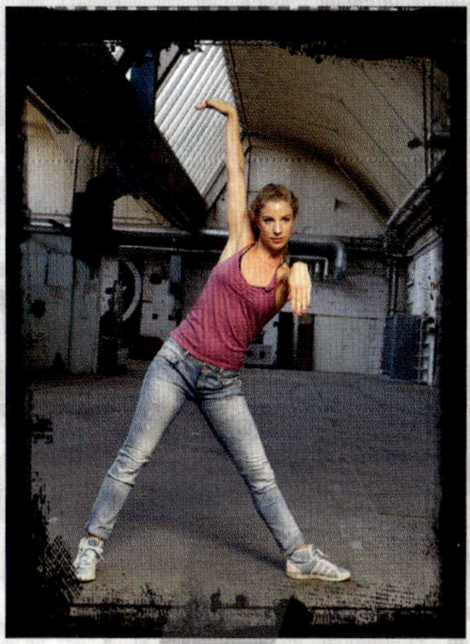

Étape 9

Expire, et recommence l'enchaînement du début. Un dernier regard dans la glace et tu es prêt à sortir.

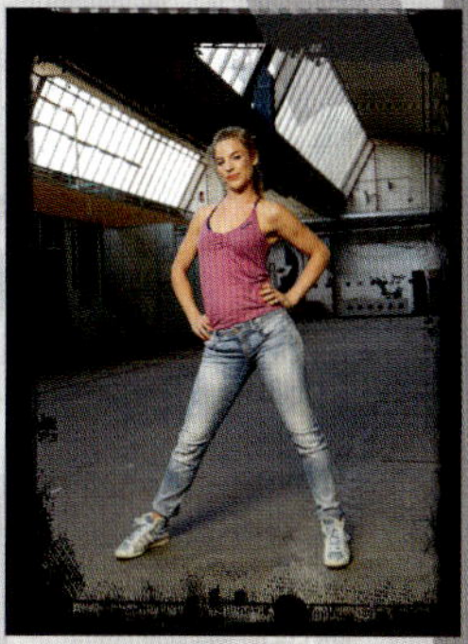

HANGOVER DETOX

Feel better!

Oh non ! Mal au ventre et à la tête ? J'espère au moins que ta soirée a été agréable. Mais c'est l'heure d'un enchainement détoxifiant. Cet enchaînement stimule le processus d'élimination.

Étape 1

Assieds-toi lentement sur le sol et plie tes jambes légèrement ouvertes vers toi. Prends ton front dans tes mains et penche-toi légèrement en avant. Inspire.

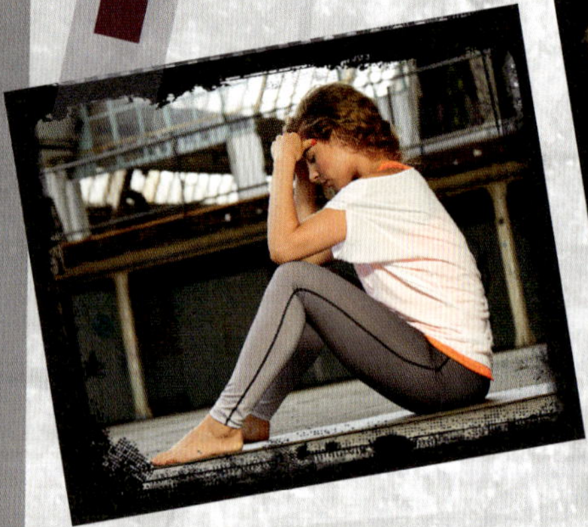

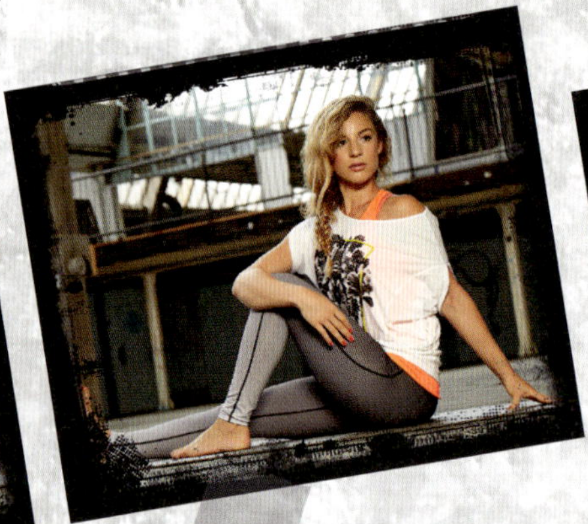

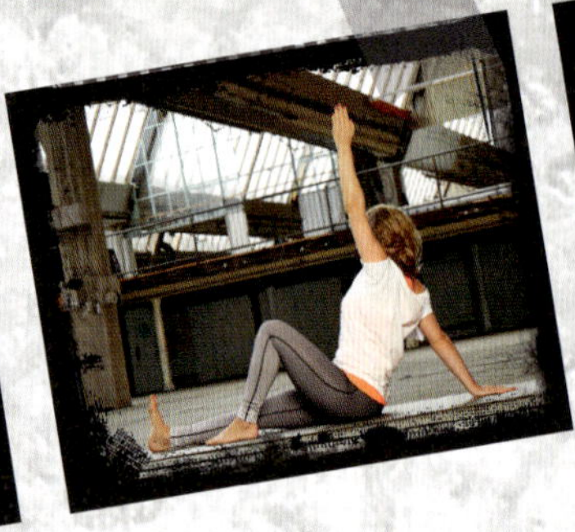

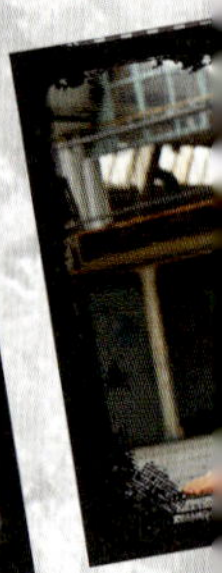

Étape 2

(Chaise pivotante)

Expire et tends ta jambe droite, ta jambe gauche reste pliée. Tourne-toi vers la gauche et mets ton bras droit sur ta jambe gauche. Ton dos reste droit.

Étape 3

Inspire et appuie-toi de ta main droite en arrière. Tourne le torse vers la droite. Tends la main gauche vers le ciel ainsi que ton torse.

Étape 5

(Chaise pivotante)

Expire et tends ta jambe gauche, ta jambe droite reste pliée. Tourne toi vers la droite et mets ton bras gauche sur ta jambe droite. Ton dos reste droit, ta main droite est appuyée sur le sol.

Étape 7

Tourne-toi vers le milieu et mets-toi légèrement plié dans la position de départ.

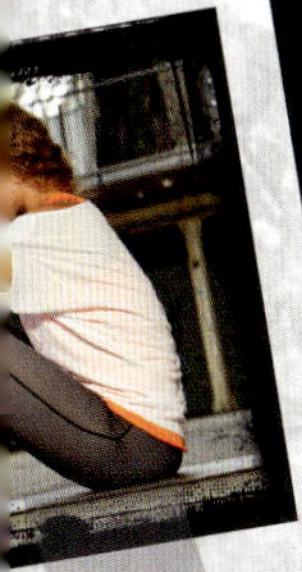

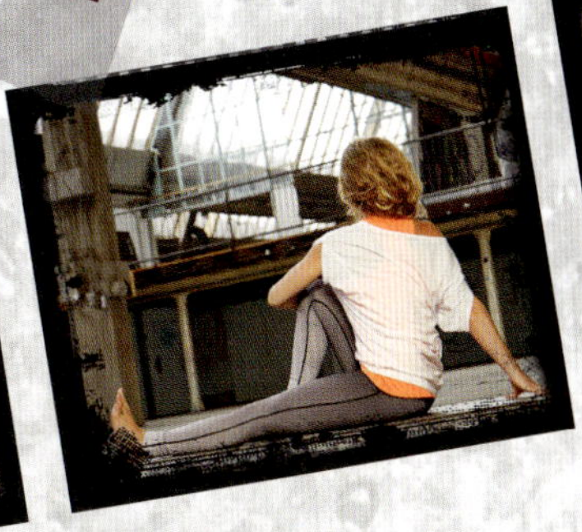

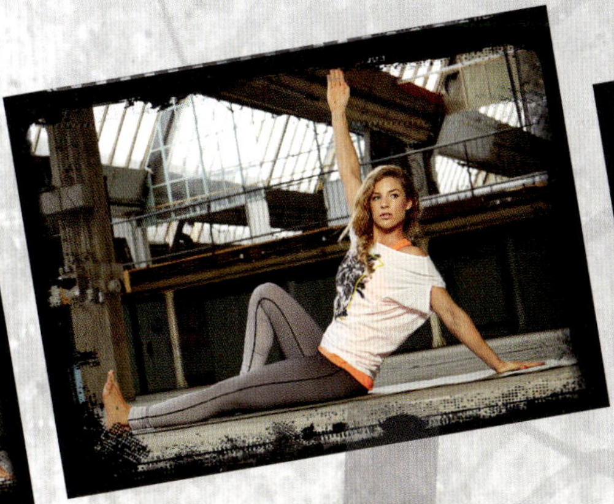

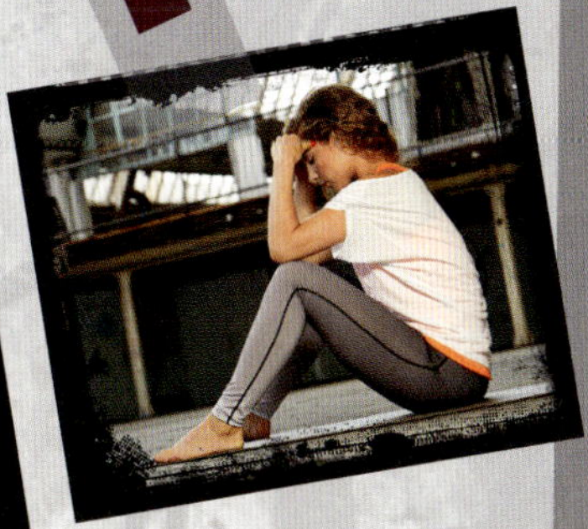

Étape 4

Expire et inspire et remets-toi lentement dans la position de départ (étape 1).

Étape 6

Tourne-toi vers la gauche. Penche-toi en arrière, la main gauche est appuyée sur le sol en arrière. Tends la main droite vers le ciel.

À TESTER !

Si tu ne te sens pas bien après une nuit à faire la fête, sens une pomme. Ça aide !

CHEER UP, BABY!

Ça ira mieux bien vite, je te le promets !

Contre les moments de blues de la vie ! La tristesse et la souffrance font partie de la vie. Mais à partir d'un certain point on doit dire oui à la vie ! Cet enchaînement est là pour te donner le sourire.

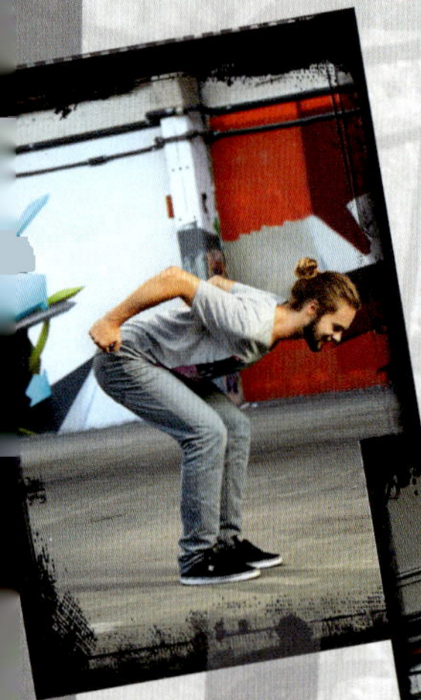

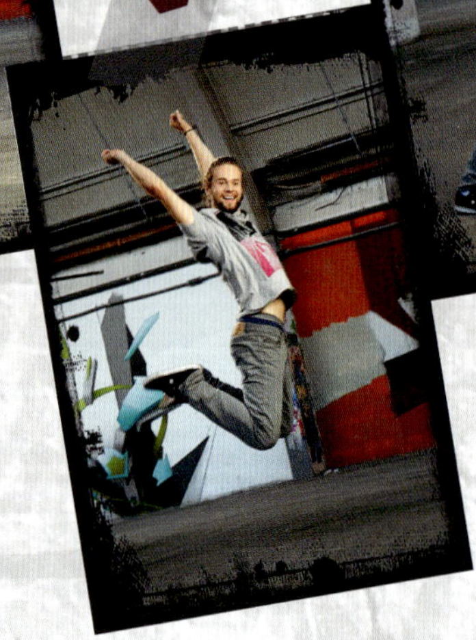

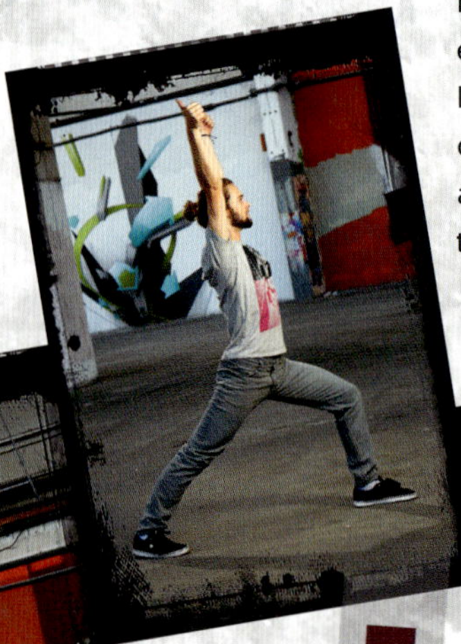

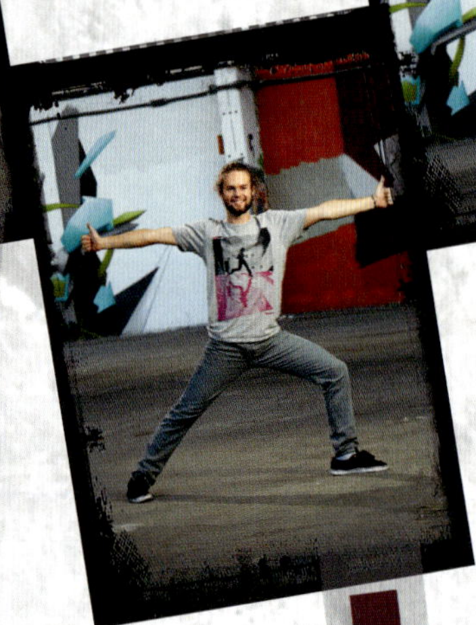

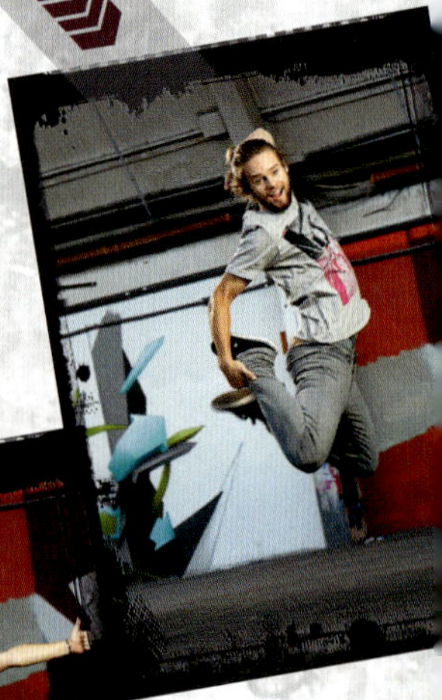

Étape 1

Expire, debout, plie tes jambes et penche-toi en avant. Mets les mains en arrière les poings serrés.

Étape 2

Inspire… et saute !

Étape 3
(Guerrier)

Inspire et expire. Atterris de sorte à ce que la jambe gauche soit en avant et la jambe droite en arrière. La jambe gauche est pliée, la droite est tendue. Ton bassin est vers l'avant. Tends les bras vers le ciel et lève les pouces !

Étape 4

Expire et ouvre-toi vers la droite. La jambe droite se tourne légèrement en même temps et reste tendue. La jambe gauche est pliée. Le torse est au-dessus du bassin et les bras sont à hauteur des épaules.

Étape 5

Inspire. Mets ta jambe gauche vers l'avant, plie ta jambe et ton torse vers l'avant. Prends de l'élan et saute aussi haut que tu peux.

Étape 6
(Guerrier)

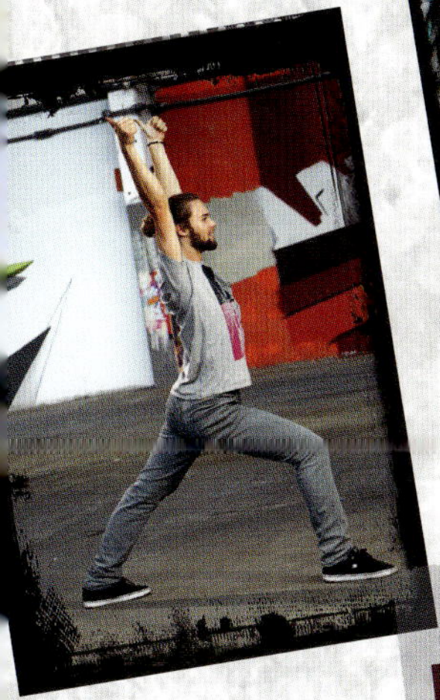

Inspire et expire. Atterris la jambe droite vers l'avant et la jambe gauche tendue vers l'arrière. Les bras sont tendus vers l'avant et le torse est étiré.

Étape 7

Expire, tourne ton torse et ton bassin vers la gauche. Baisse les bras à hauteur des épaules.

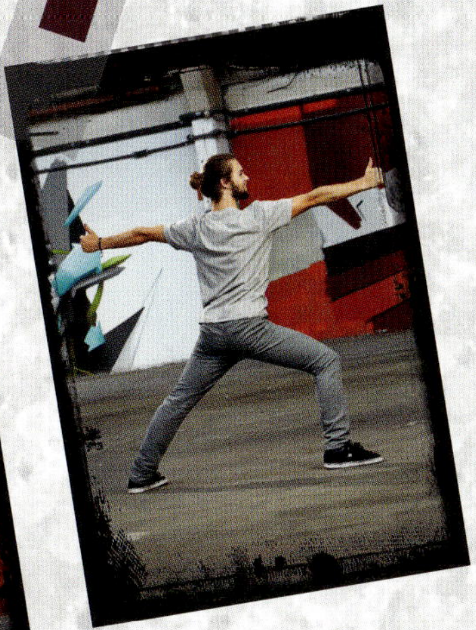

Étape 8

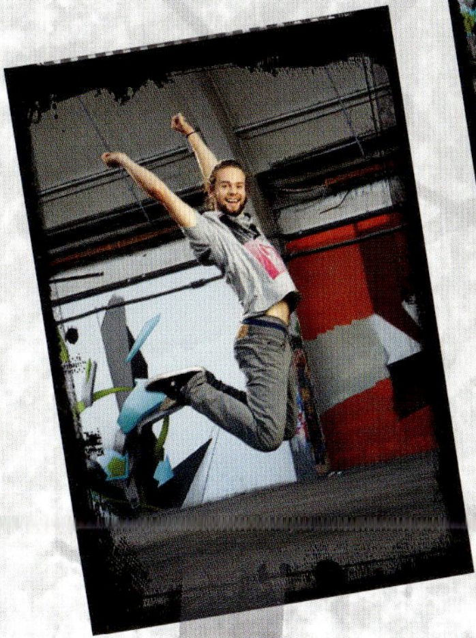

Inspire… et saute !

Étape 9

Expire. Atterris et souris.

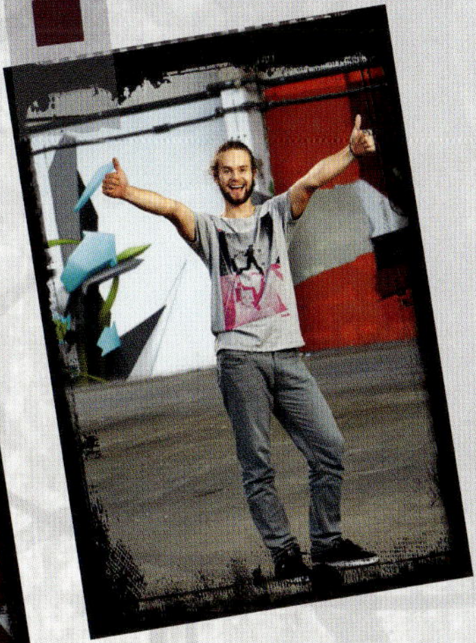

À TESTER !

Pense à sourire (et à lever les pouces !), ça aide !

WINTER WARM

You are so hot!

Sors les couvertures, dehors il fait froid et à l'intérieur il fait chaud. Si tu es frileux alors je te recommande de faire cet enchaînement régulièrement.

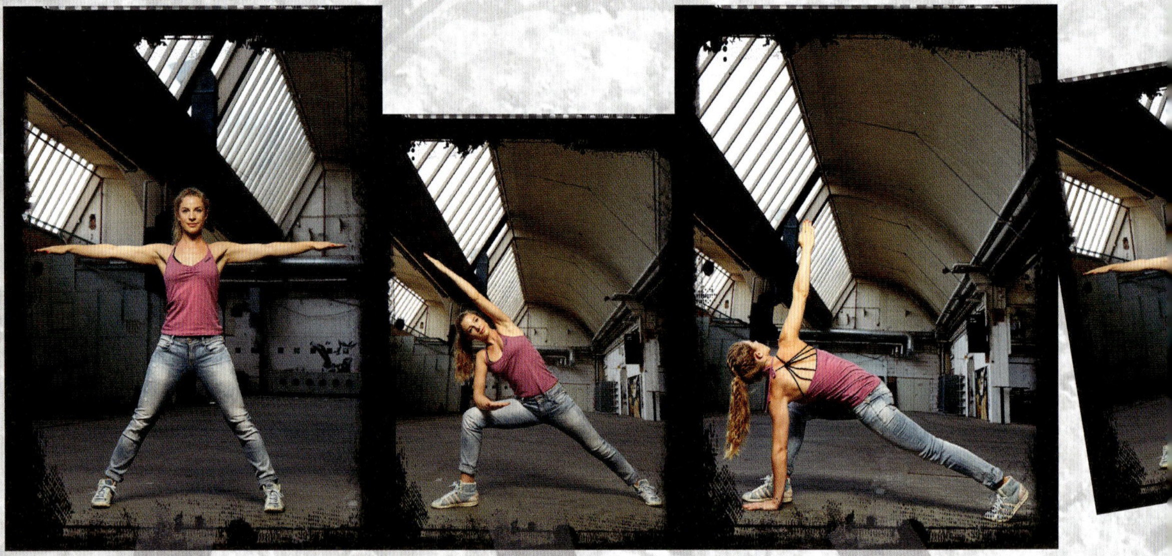

Étape 1

Expire. Mets-toi debout les jambes écartées, les bras tendus vers les côtés à hauteur des épaules. Les pieds pointent vers l'avant.

Étape 2
(Triangle)

Inspire et plie ta jambe droite vers l'avant. La gauche reste tendue. Appuie-toi de ton bras droit sur ta cuisse droite. Les paumes sont tournées vers le ciel. Tends le bras gauche au-dessus de ta tête vers le ciel.

Étape 3
(Triangle)

Expire, tourne ton torse vers l'intérieur de ta jambe droite et appuie-toi de ta main gauche sur le sol. La jambe gauche se tourne en même temps et son talon se soulève du sol. Tends le bras droit tout droit vers le ciel.

Étape 5
(Triangle)

Inspire, tourne la jambe gauche vers l'extérieur et plie-la. Appuie-toi sur ton bras gauche et tends ton bras droit par dessus ta tête vers la gauche.

Étape 7

Inspire, tourne-toi dans la position de départ.

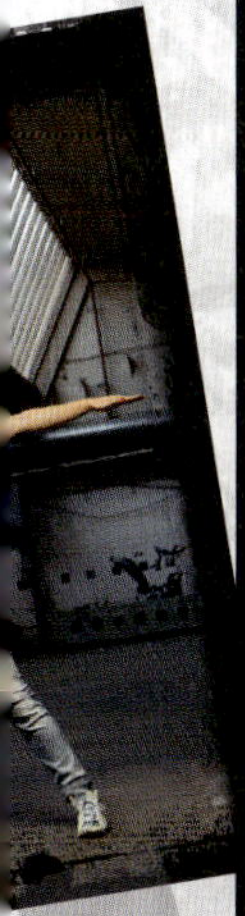
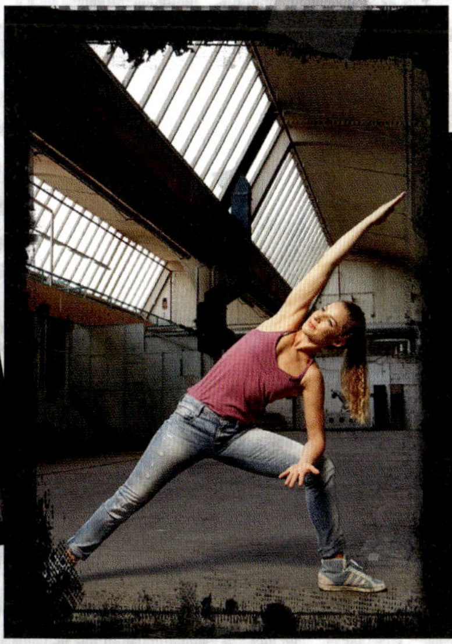
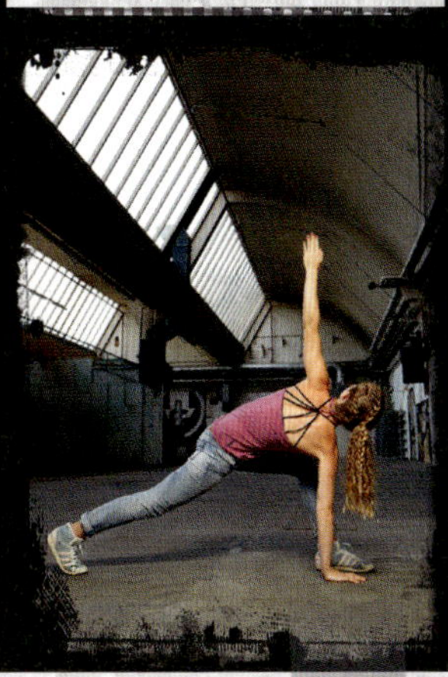
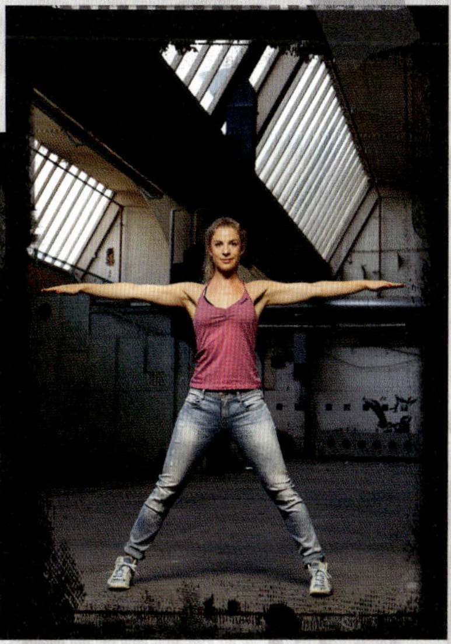

Étape 4

Inspire et expire. Détache la main gauche du sol et remets-toi en position les jambes écartées. N'oublie pas de tourner la jambe droite en même temps.

Étape 6
(Triangle)

Expire, mets la main droite sur le sol et tourne-toi vers la gauche. Tends en même temps la main droite vers le ciel.

À TESTER !

Make it easy ! Au lieu de t'appuyer sur le sol avec tes mains, pose-les sur tes cuisses lorsque tu te retournes.

LAZY SUNDAY

C'est l'heure de se détendre

Parfois on a besoin de ne rien faire. Mais se bouger un peu ne ferait pas de mal, n'est-ce pas ? Voici un enchaînement qui ne demande aucun effort et qui apporte tout de même du mouvement à ta journée de paresse.

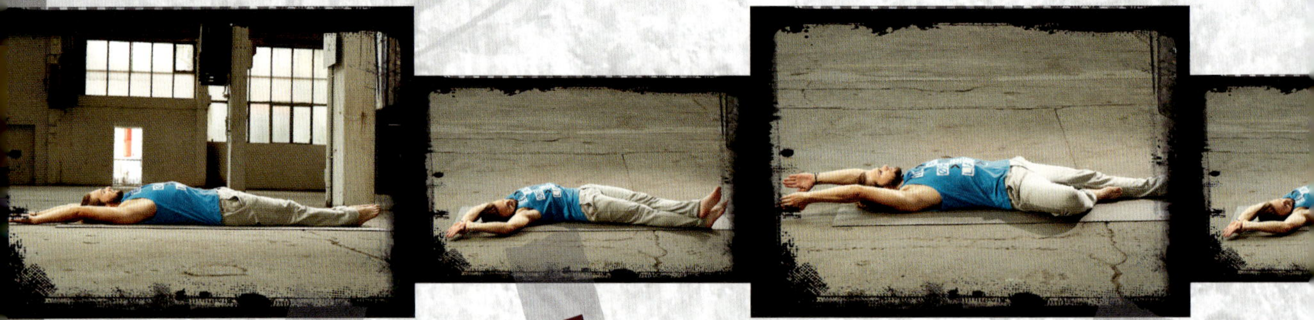

Étape 1
(Position du mort)

Allonge-toi sur le dos, les jambes et les doigts de pieds tendus. Étire les bras au-dessus de toi. Les paumes sont tournées vers le ciel. Inspire.

Étape 2
(Demie lune)

Expire. Croise ta jambe gauche sur ta jambe droite. Tourne ton torse vers la droite. Prends ton poignet gauche dans ta main et tends ton bras gauche.

Étape 3
(Arbre)

Inspire. Allonge toi à nouveau tout droit. Les bras au-dessus de ta tête à largeur des épaules reposent légèrement sur le sol. Plie ton pied droit de côté.

Étape 4

(Position du mort)

Inspire, expire et remets-toi en position de départ.

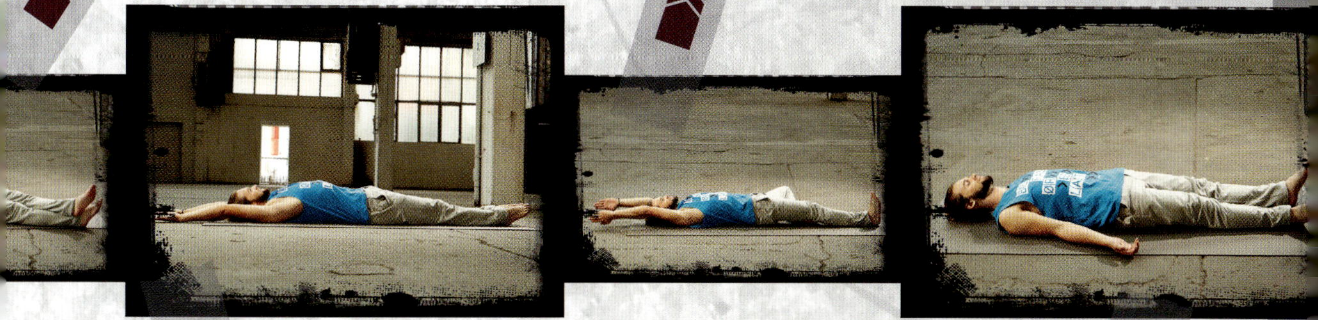

Étape 5

(Demie lune)

Expire. Croise ta jambe droite sur ta jambe gauche. Tourne ton torse vers la gauche. Prends ton poignet droit dans ta main gauche et tends ton bras droit.

Étape 6

(Arbre)

Inspire et fléchis-toi à nouveau. Tes bras sont levés au dessus de ta tête à largeur des épaules et ne touchent pas le sol. Plie ta jambe gauche et laisse ton genou toucher le côté.

Étape 7

(Position du mort)

Expire. Glisse ta jambe gauche vers le bas et place tes bras le long de ton corps. C'est fini ! Tu peux te relaxer.

@ HOME

Tu peux faire cet enchaînement sur le sol, le canapé ou sur ton lit.

BUTT(S) UP

Tu es sexy comme tu es !

Rond et craquant.
Qui a dit que le yoga n'était que pour se détendre ?
Cet enchaînement tend les jambes et les fesses et donne des formes sexy.

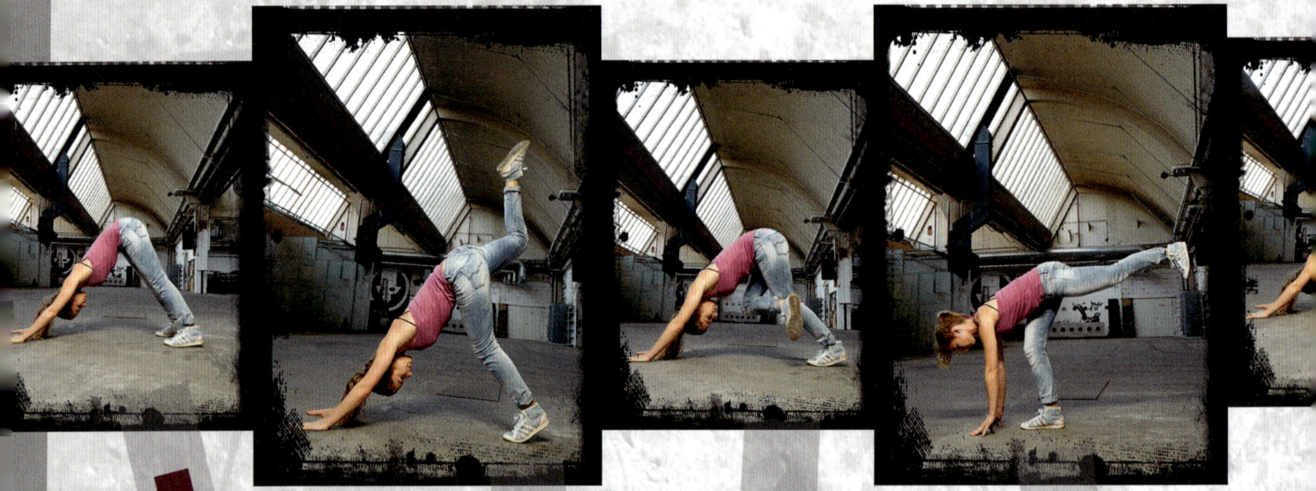

Étape 1
(Chien)

Les mains et les pieds à plats sur le sol en « V ». Tes fesses montent vers le ciel, ton dos droit vers le sol, la tête dans le prolongement de ton dos. Expire.

Étape 2

Inspire. Plie tes jambes, les talons se soulèvent du sol. Soulève ta jambe droite et pousse le genou vers le ciel.

Étape 3

Expire et pose le mollet droit sur la cuisse gauche. Pousse ton genou droit vers l'arrière et garde ta jambe gauche pliée.

Étape 4
(Balance)

Inspire. Pose ton pied droit devant toi et plie ta jambe. Lève la jambe gauche vers l'arrière. Les bouts des doigts sont sur le sol.

À TESTER

Pour maintenir un dos droit, C'est mieux si tu te cambres. Pour l'étape 4 et l'étape 8, tu peux mettre tes mains sur ton tibia.

Étape 5
(Chien)

Expire. Pose la jambe gauche sur le sol et pose ta jambe droite en arrière. Prends appui sur tes mains à largeur de tes épaules et pour tes jambes à largeur de tes hanches.

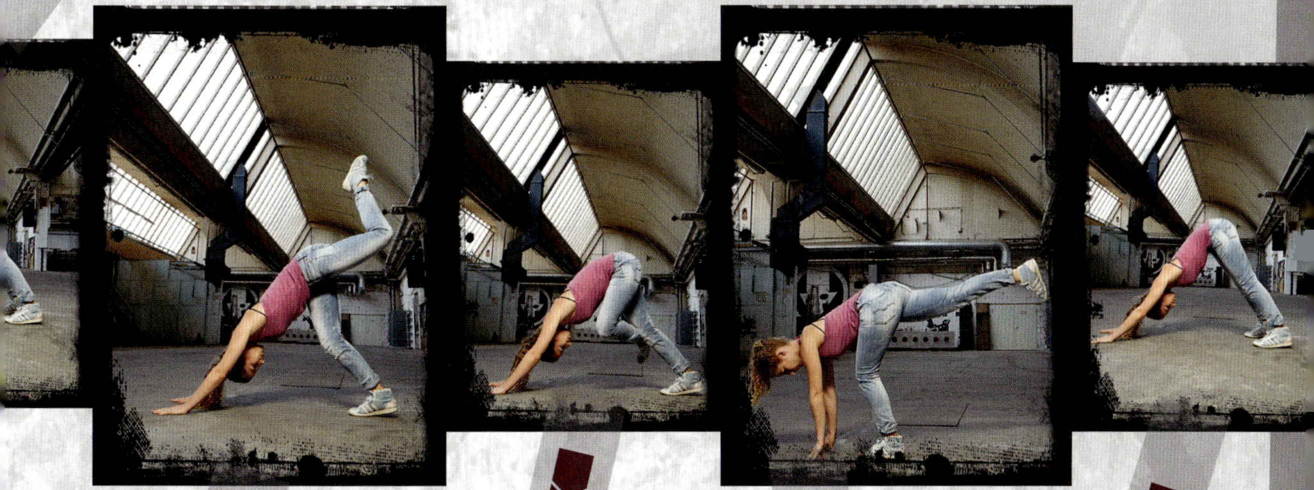

Étape 6

Inspire. Plie tes jambes et lève ta jambe gauche vers le ciel.

Étape 7

Expire. Baisse ta jambe gauche et pose ton mollet sur ta cuisse droite.

Étape 8
(Balance)

Inspire. Pose le pied gauche sur le sol la jambe pliée. Soulève ta jambe droite vers le ciel. Le dos reste droit.

Étape 9
(Chien)

Expire. Replace tes jambes en arrière de sorte à te retrouver en position de départ.

BACK BOOSTER

Soutien pour le dos

Un joli dos peut charmer. Et plus tu lui portes attention, moins il te fera mal. En plus, c'est sexy un dos musclé, peu importe si on est un homme ou une femme.

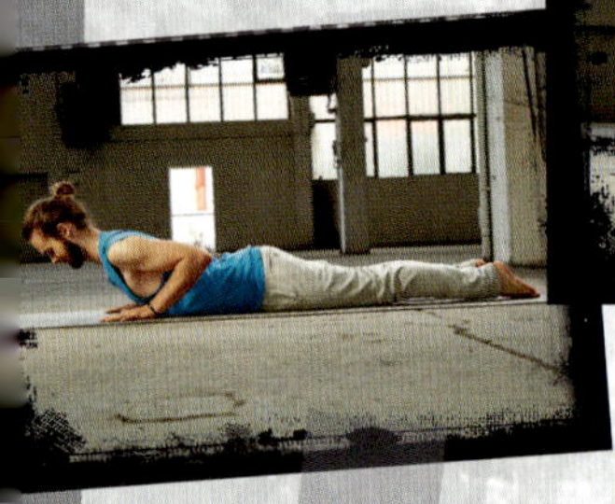

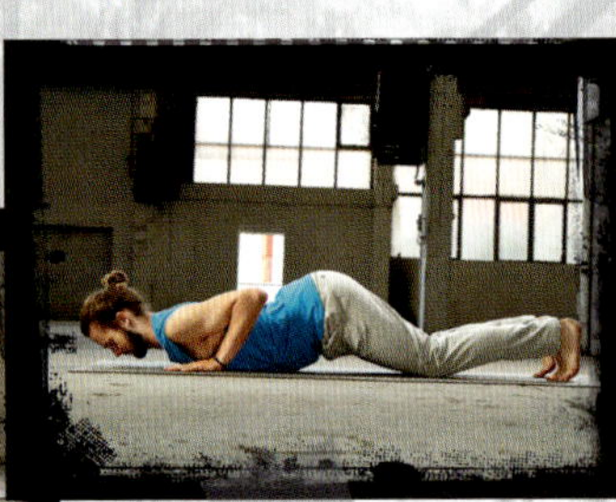

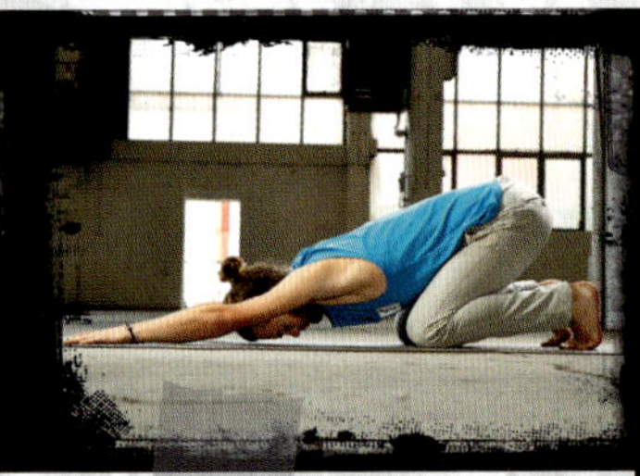

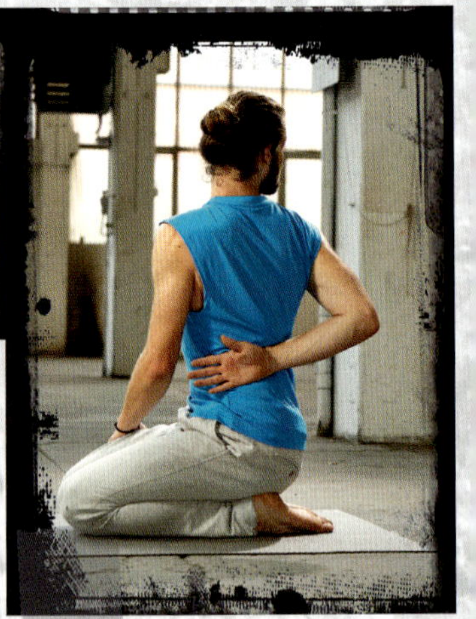

Étape 1
(Cobra)

Allonge-toi sur le ventre et tends tes jambes. Plie tes bras et place tes mains au sol sous tes épaules. Ton visage flotte au-dessus du sol. Soulève ta poitrine.

Étape 2

Expire. Pose les mains sur le sol et soulève ton bassin. Pousse tes fesses vers le haut.

Étape 3

Pousse tes fesses en arrière vers les talons et tends les bras. Le dos et la tête forment une ligne.

Étape 4
(Siège pivotant)

Inspire puis expire. Déroule-toi vers le haut et assieds-toi en position accroupie. Pose ta main droite sur ton dos, la paume vers l'extérieur et place ta main gauche sur ta cuisse droite. Tourne ton torse vers la droite.

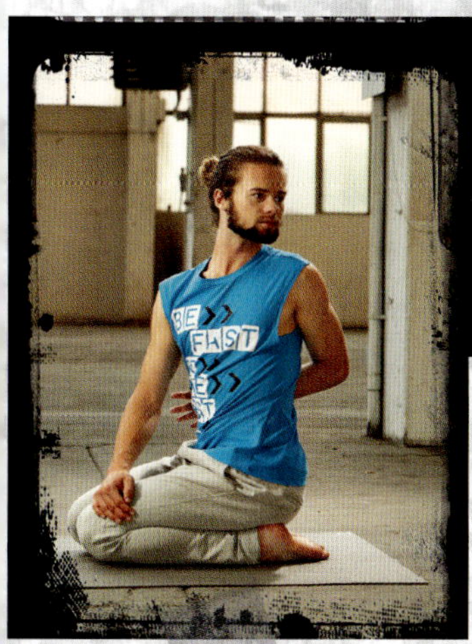

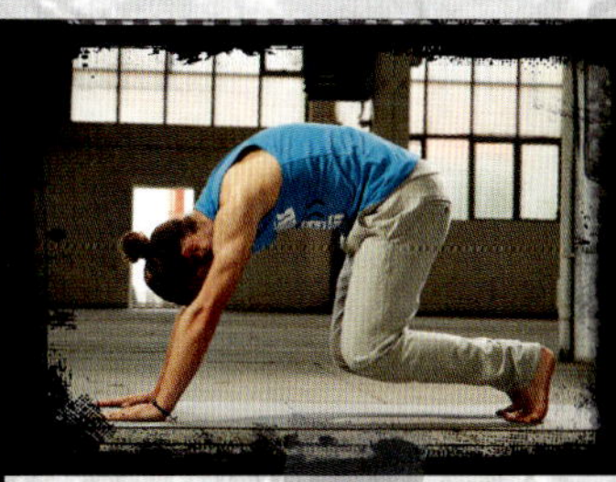

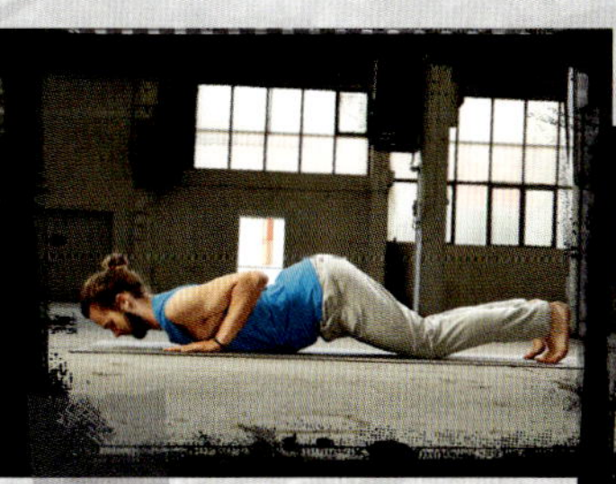

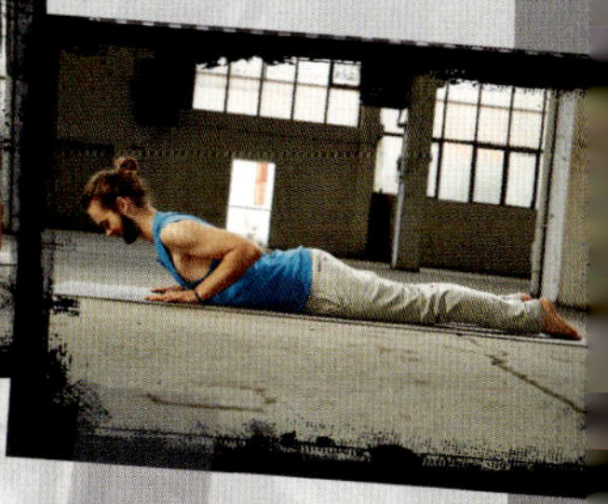

Étape 5
(Siège pivotant)

Inspire puis expire. Tourne ton torse vers le milieu. Pose ta main gauche sur le bas de ton dos, la paume tournée vers l'extérieur et ta main droite sur ta cuisse gauche. Tourne ton torse vers la gauche.

Étape 6
(Chat)

Inspire et remets-toi au milieu. Pousse-toi vers l'avant en position 4 pattes. Les mains sont à largeur des épaules et les doigts de pied sont sur le sol. Fais le dos rond comme les chats.

Étape 7
(Cobra)

Expire et remets-toi en position de départ (étape 1). Baisse tes bras, pose ton torse sur le sol puis pose ton bassin.

Étape 8
(Cobra)

Inspire, soulève ton torse. Les mains reposent légèrement sur le sol tandis que les pied sont fermement au sol.

BELLY BOOSTER

Et voilà les abdominaux

L'enchaînement parfait pour un ventre ferme.
Tu peux sortir ton maillot, car avec cet enchaînement, ton ventre et ta taille seront en super forme.

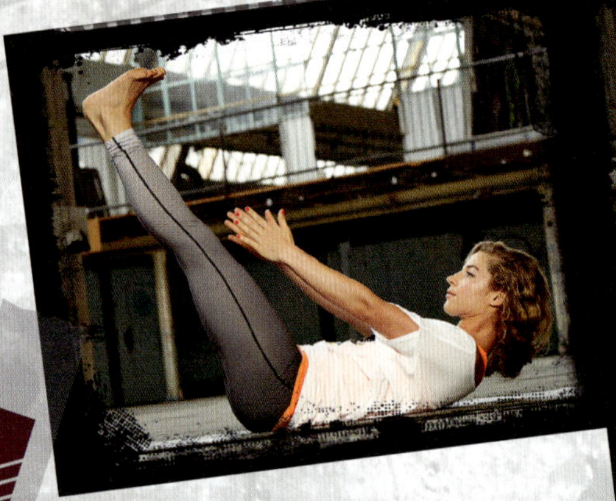

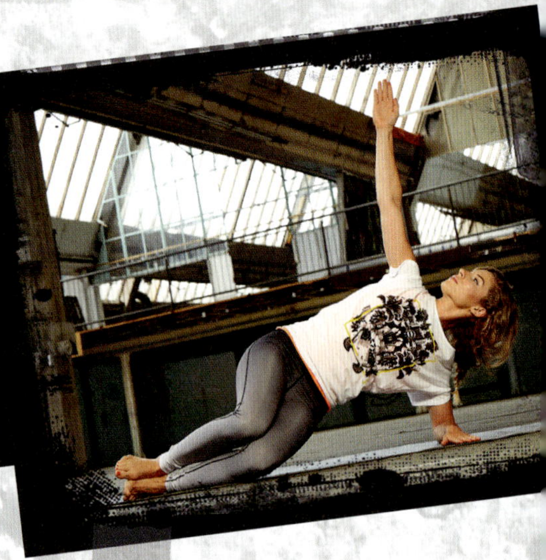

Étape 1

Inspire et allonge-toi sur le dos. Lève ta tête et tes épaules. Tends tes jambes de biais vers le haut, les bras parallèles. Tire les doigts de pied vers toi. Soulève et baisse ton torse 10 fois lentement.

Étape 2

Expire. Plie tes jambes et tourne-toi sur le côté gauche. Prends appui sur le bras gauche et tends le bras droit vers le ciel. Soulève et baisse ton bassin 10 fois lentement.

À TESTER !

Lorsque tu te penches, ne mets pas ton torse sur le sol mais laisse le reposer au-dessus du sol.

À TESTER ! Refais l'enchaînement jusqu'à ce que les muscles brûlent.

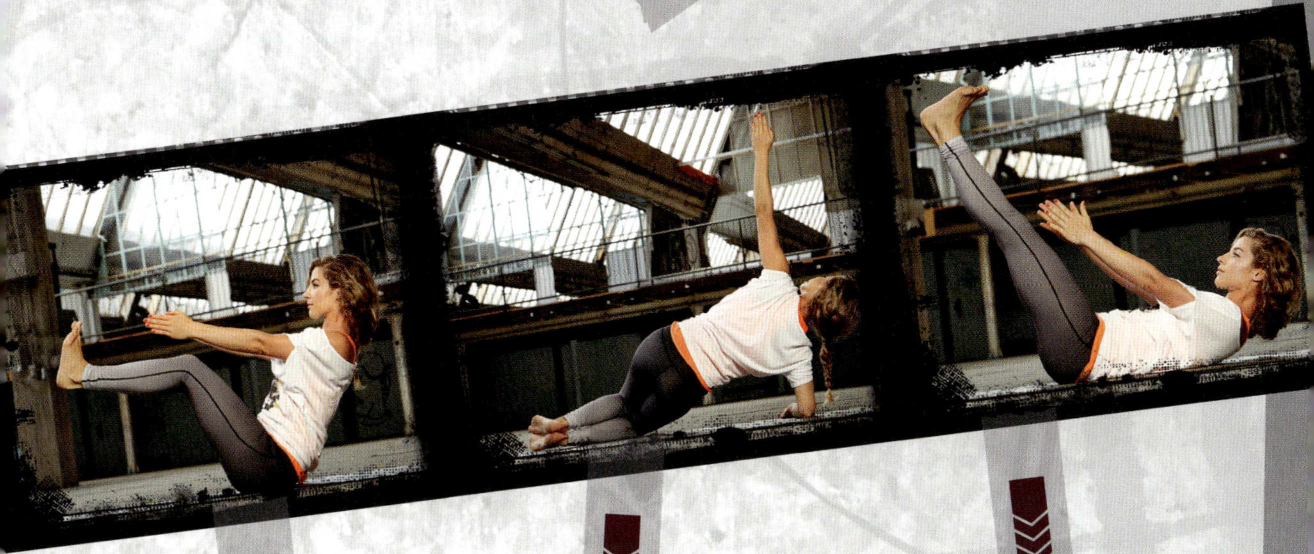

Étape 3

Inspire. Tourne-toi et assieds-toi sur tes fesses. Tes jambes sont en l'air. Garde une ligne avec ta tête et ton dos. Lève tes mains à hauteur des épaules. Maintiens la position pendant 6 respirations.

Étape 4

Expire et tourne-toi vers la droite. Prends appui sur le bras droit. Le bassin est soulevé et le bras gauche tendu vers le ciel. Tu peux tourner ta tête soit vers la gauche soit vers la droite. Soulève et baisse ton bassin 10 fois.

Étape 5

Inspire. Tourne-toi dans la position de départ (étape 1).

BODY BOOSTER

C'est toi qui a le pouvoir

Tu n'as pas besoin d'une heure entière pour entraîner ton corps complet. Cet enchaînement est composé de mouvements de pompes qui activent tous les muscles en même temps. Alors tu n'as aucune excuse !

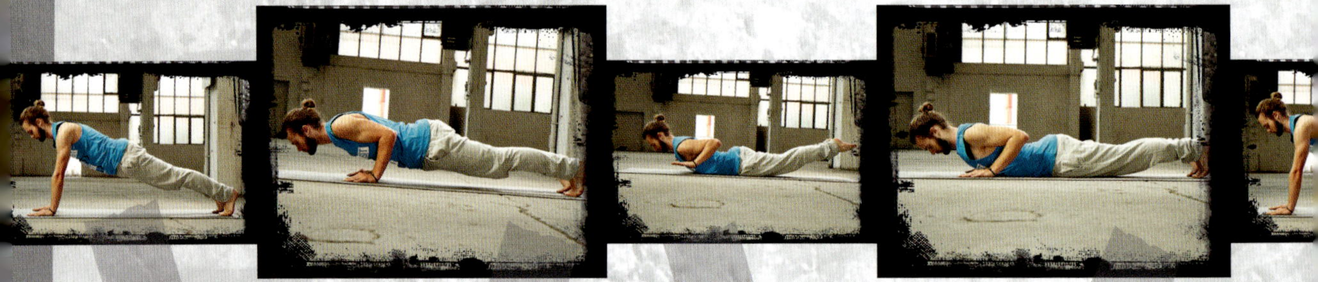

Étape 1
(Planche)

Inspire et mets-toi en position de pompes. Tes bras sont à largeur des épaules.

Étape 2
(Pompe)

Expire. Garde la ligne comme une planche et plie tes bras autant que possible. Mets tes genoux et le haut de tes bras bien serré contre ton corps.

Étape 3
(Sauterelle)

Inspire et allonge toi à plat sur le lit. Soulève tes jambes, ta poitrine et tes mains. La tête est dans le prolongement de ton dos.

Étape 4

Expire. Baisse les mains et les jambes et mets-toi sur tes doigts de pied.

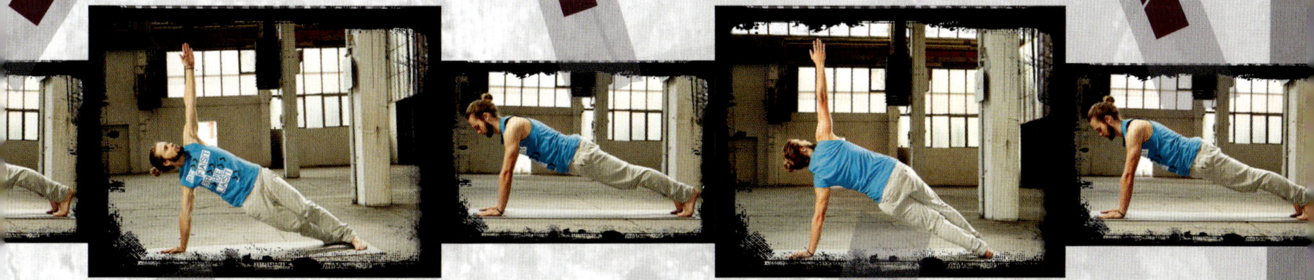

Étape 5
(Planche)

Soulève-toi vers le haut en position de pompe.

Étape 6

Inspire, libère la main gauche du sol et appuie-toi sur ton bras droit tendu. Le bras gauche monte vers le ciel. Tourne aussi les jambes.

Étape 7
(Planche)

Expire et tourne-toi dans la position de pompes.

Étape 8

Inspire, lève la main droite du sol et appuie-toi sur ton bras gauche tendu. Le bras droit monte vers le haut. Tourne aussi les jambes vers la gauche.

Étape 9
(Planche)

Expire. Baisse ton bras droit et mets toi en position de départ.

TRY THIS!

Concentre-toi sur ton bassin pour qu'il ne s'abaisse pas.

YOU CAN DO IT

Aie confiance en toi !

Un enchaînement qui en a ! Si tu ne sais pas quoi faire avec toute l'énergie qui déborde en toi, alors cet exercice est super pour te défouler. De plus, il te montre comment équilibrer ton énergie.

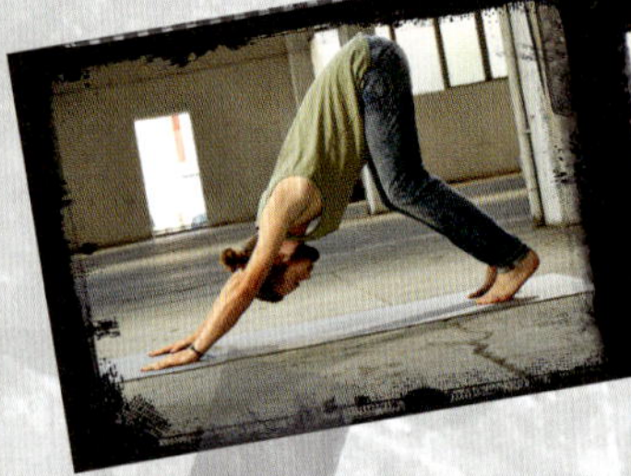

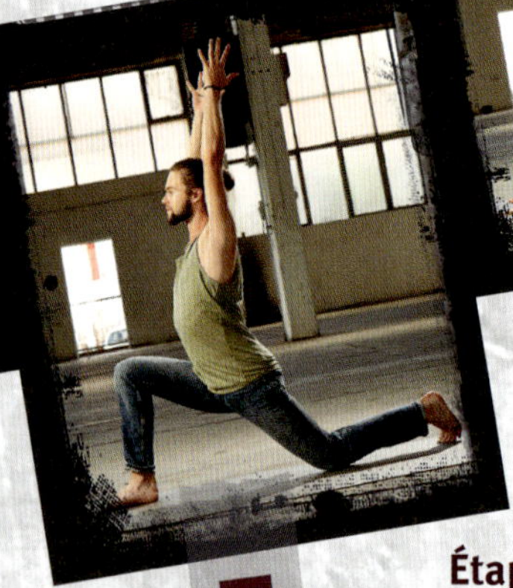

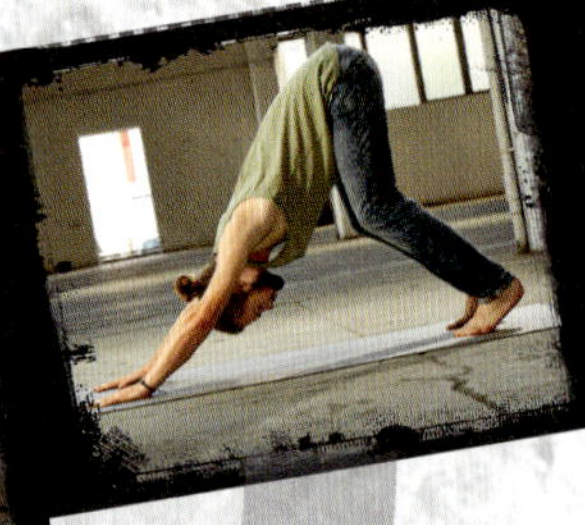

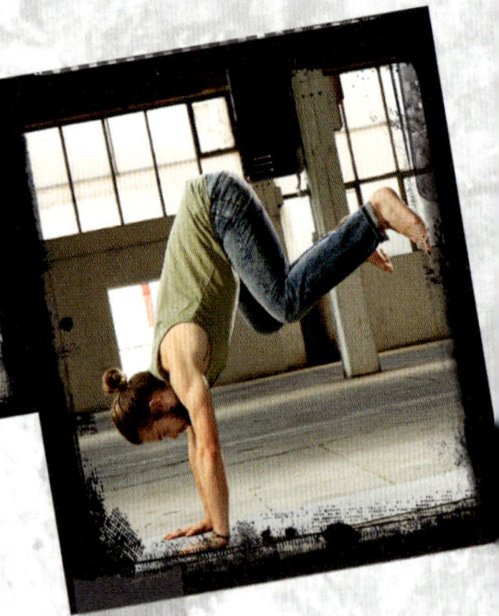

Étape 1
(Chien)

Expire. Mets tes mains et tes pieds sur le sol en forme de « V » inversé. Tes jambes sont légèrement pliées.

Étape 2
(Héros)

Inspire et mets ta jambe droite en avant. Le genou gauche et au sol, tu prends appui sur tes doigts de pied. Lève les bras à largeur des épaules vers le ciel.

Étape 3
(Chien)

Expire et remets-toi en position de départ.

Étape 4

Inspire, déplace ton poids vers l'avant et tends les muscles de ton ventre. Assure tes arrières et saute haut en l'air.

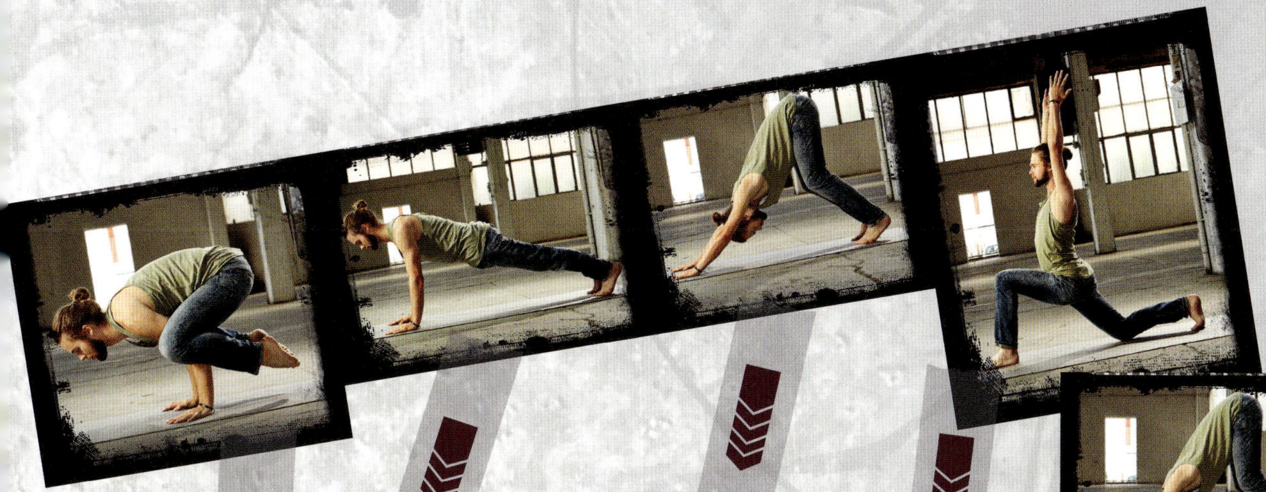

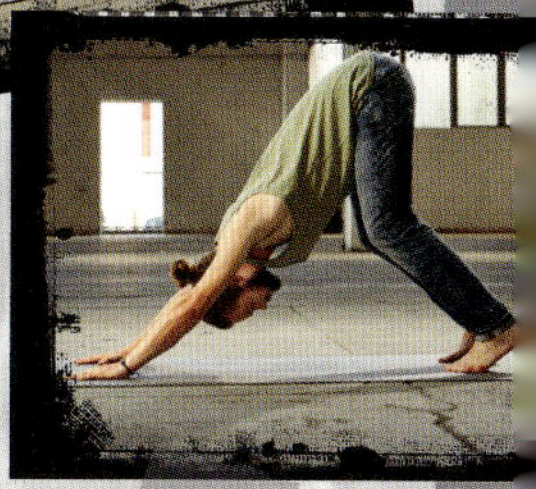

Étape 5
(Grue)

Expire. Atterris avec tes pieds en avant à hauteur des bras. Plie tes bras et appuie l'intérieur de tes cuisses contre tes bras.

Étape 6
(Planche)

Inspire. Fais un pas ou saute en arrière et atterris en position de pompe.

Étape 7
(Chien)

Expire. Déplace ton poids vers le haut en arrière et remets-toi en position de « V » inversé.

Étape 8
(Héros)

Inspire. Glisse ta jambe gauche vers l'avant et pose ton genou droit sur le sol en prenant appui sur les doigts de pied. Soulève ton torse. Lève les bras vers le ciel et tends ton torse.

Étape 9
(Chien)

Expire et remets-toi en position de « V » inversé.

Étape 12

Inspire. Redresse-toi et fais un pas en avant avec ton pied droit. Pose ton genou gauche sur le sol. Tourne le torse vers la droite. Tends le bras droit en arrière et pose ta main gauche sur la cuisse de la jambe droite.

Étape 13
(Chien)

Expire et répète le « V ».

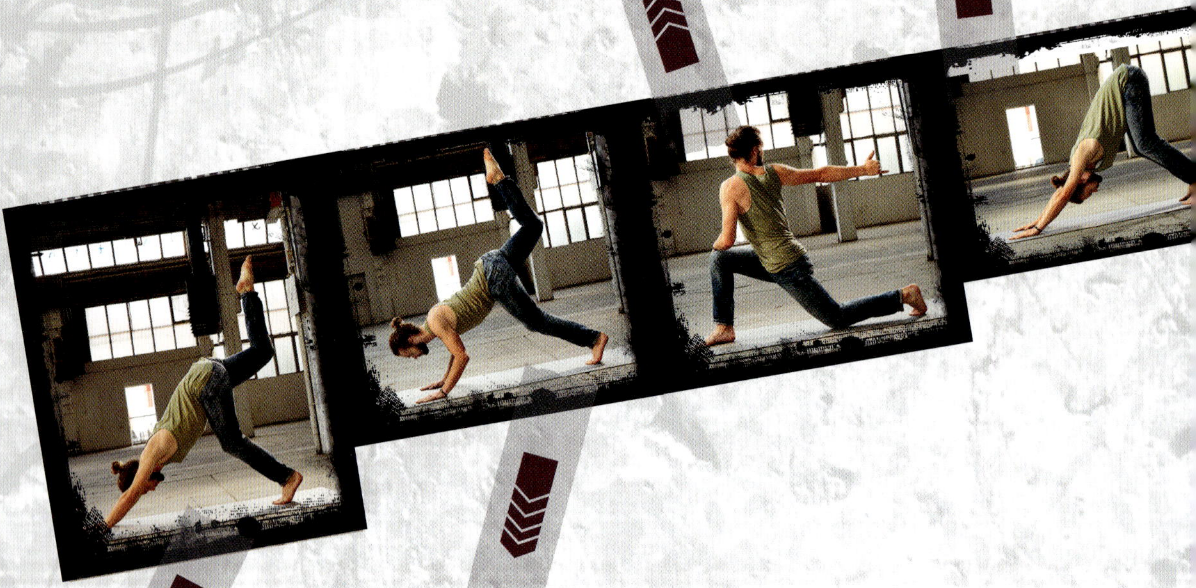

Étape 10

Inspire. Lève ta jambe droite. Tu peux décider si tu veux garder la jambe tendue ou pliée. Le dos par contre doit rester bien droit.

Étape 11
(Plonge)

Expire. Plonge ! Déplace ton poids vers l'avant sur les mains et plonge. Tiens les coudes près de ton corps. Laisse ton bras droit tendu vers le ciel, les doigts de pied en pointe.

À TESTER !

L'étape 5 est l'exercice qui s'appelle The Crow (le corbeau). Tu peux trouver les détails de cet exercice à la page 70 et à la page 129.
Tu trouveras «Dive» à la page 66.
You've got the power!

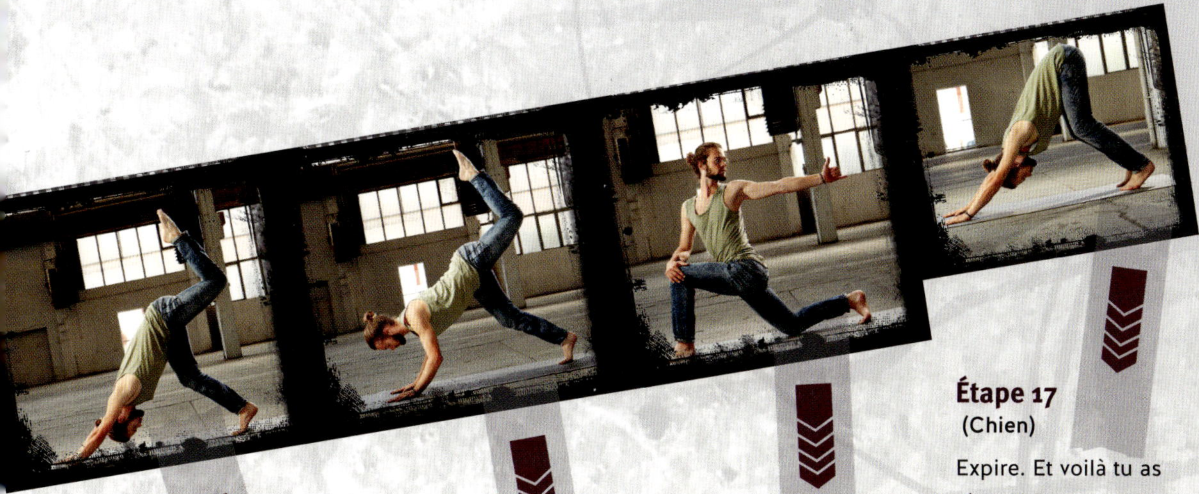

Étape 14

Inspire. Tends ta jambe gauche vers le ciel. Tu peux choisir de tendre les deux jambes ou de n'en tendre qu'une.

Étape 15
(Plonge)

Expire. Plonge et sors de l'eau. Plie les bras en fonction de ta force.

Étape 16

Inspire. Changement de jambe ! Pose cette fois ta jambe gauche devant toi. Tourne le torse vers la gauche et ouvre le bras gauche vers l'arrière. La main droite repose sur la cuisse gauche.

Étape 17
(Chien)

Expire. Et voilà tu as réussi ! Remets-toi en position « V ».
You did it !

JUST FLOWING AROUND

Les choses viennent et passent

Aujourd'hui tout fonctionne ! Tu connais cette sensation ? Il y a des jours où tout est fluide. Cet exercice va stimuler encore plus ta créativité et tout ce que tu entreprends.

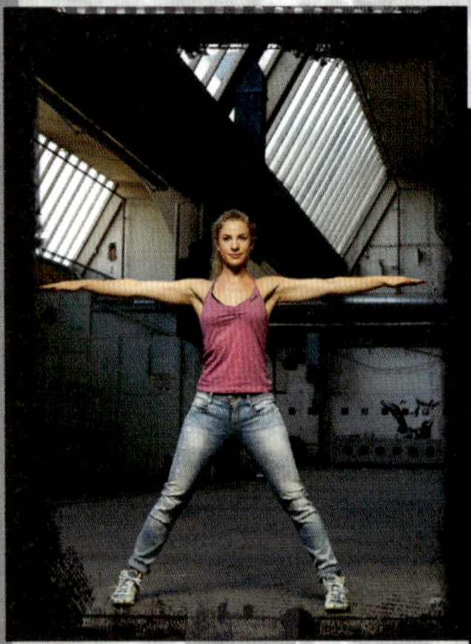

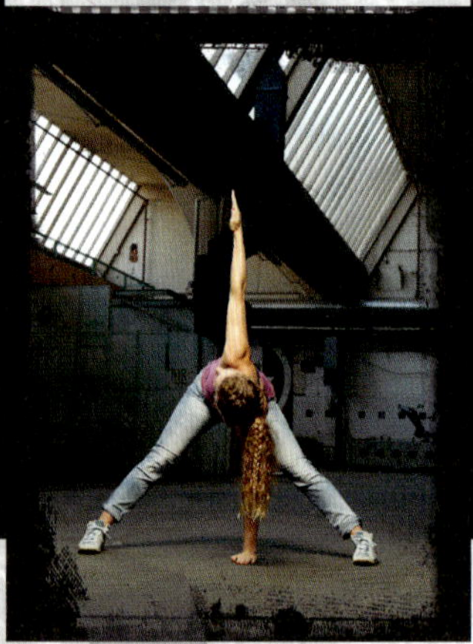

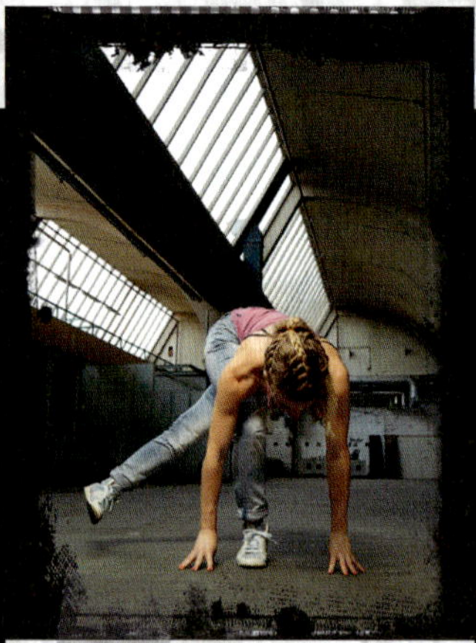

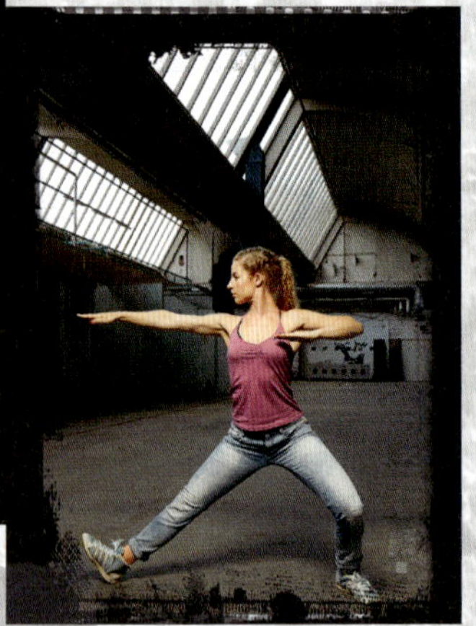

Étape 1

Mets-toi debout les jambes écartées, les bras en croix à hauteur des épaules. Les pieds pointent vers l'avant. Expire.

Étape 2

Inspire. Penche-toi en avant et pose la main gauche ou le bout des doigts à plat sur le sol. Tourne le torse vers la droite. Tends la main droite vers le ciel.

Étape 3

Expire. Tourne ton torse et place ta main droite plus vers la droite et appuie-toi sur le bout de tes doigts. Plie ta jambe droite et passe-la derrière la jambe gauche qui flotte.

Étape 4

Inspire. Remets ta jambe gauche à nouveau en position de grand écart et plie-la. Tends ta jambe droite et remonte les doigts de pied vers toi. Tends le bras droit sur le côté et plie le bras gauche vers toi.

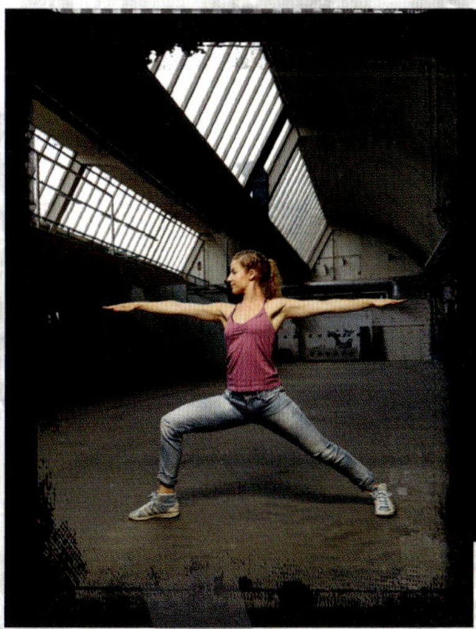

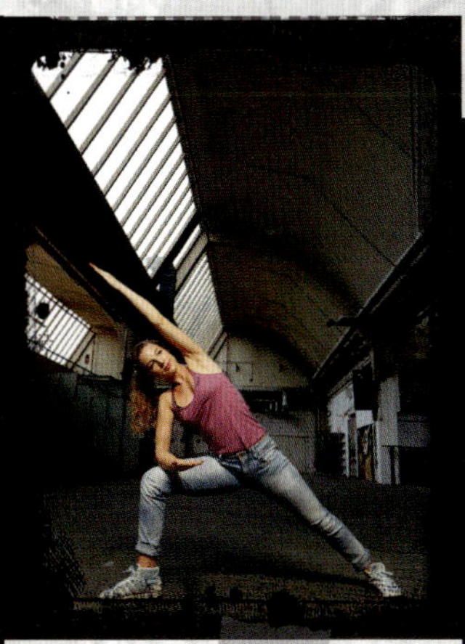

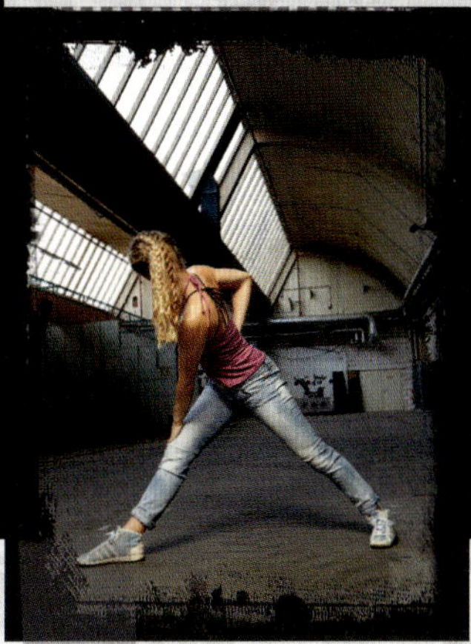

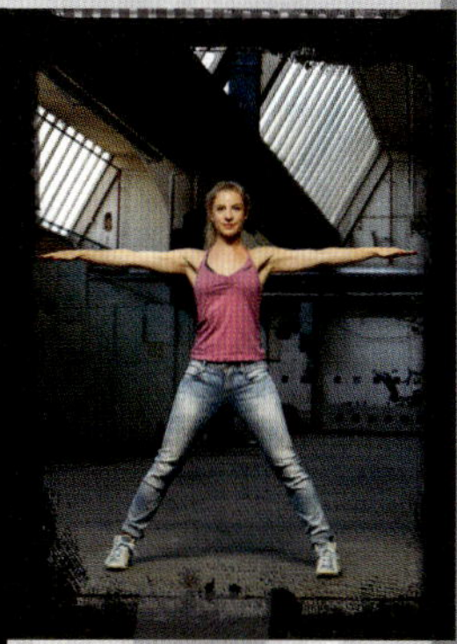

Étape 5
(Guerrier)

Expire. Déplace ton poids sur la jambe droite et plie-la. Tends la jambe gauche et tourne le pied un peu vers l'intérieur. Tends le bras gauche sur le côté.

Étape 6
(Pente)

Inspire et appuie-toi de ton bras droit sur ta cuisse. Tends le bras gauche au-dessus de la tête vers la droite.

Étape 7
(Triangle)

Expire, tends la jambe droite et tourne la jambe gauche et le bassin vers l'intérieur. Tourne le torse vers la droite. Pose la main gauche sur la cuisse droite et la main droite sur le bas du dos.

Étape 8

Inspire et expire. Remets-toi en position les jambes écartées et mets tes bras en croix à hauteur des épaules.

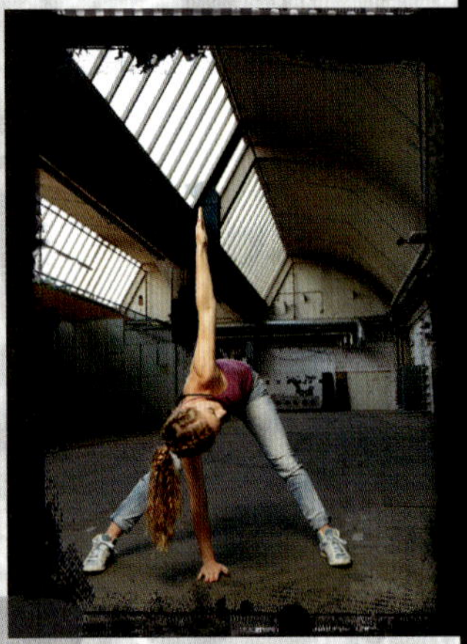

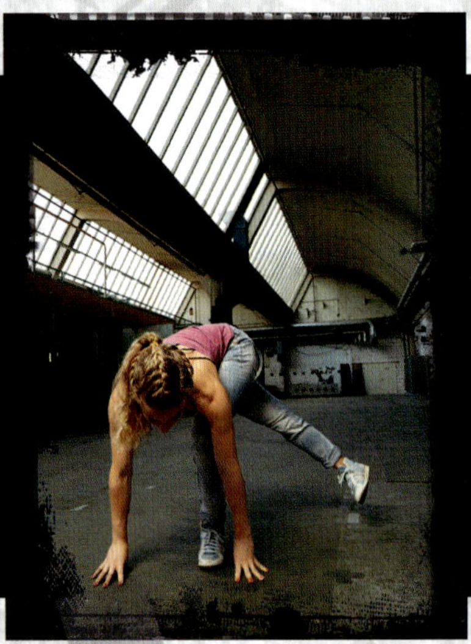

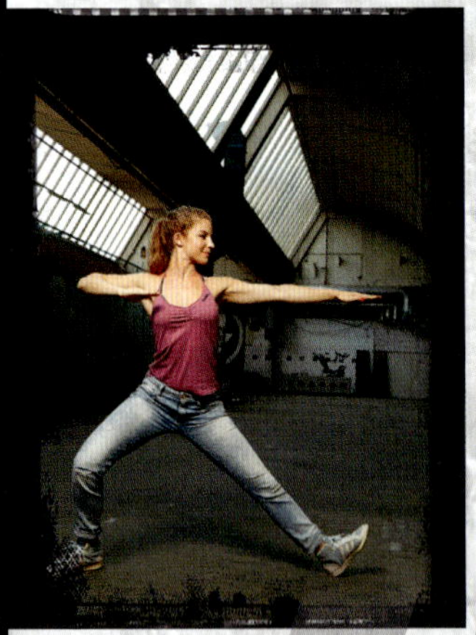

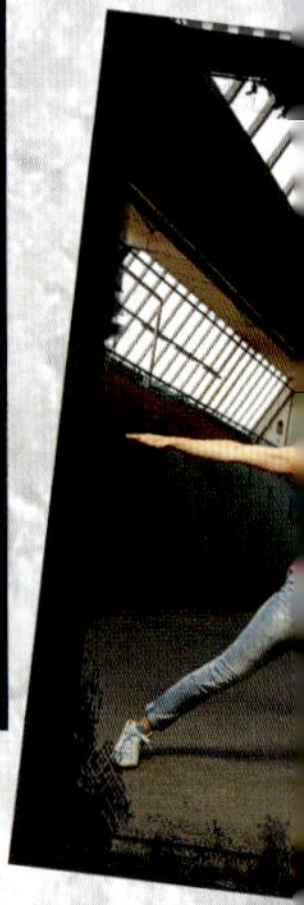

Étape 9

Inspire et penche-toi vers l'avant et appuie-toi de ta main droite et des bouts des doigts sur le sol. Tourne le torse vers la gauche et tends le bras gauche vers le ciel.

Étape 10

Expire, retourne-toi et mets la main gauche sur le sol. Croise la jambe gauche sur la jambe droite. La jambe gauche est penchée et la jambe droite est tendue.

Étape 11

Inspire, tourne ta jambe droite vers la droite et déplace ton poids sur ton pied droit. La jambe droite est pliée tandis que la gauche est tendue et les doigts de pied soulevés. Plie ton bras droit et tends ton bras gauche vers l'avant.

À TESTER

Maintiens l'enchaînement !
Fais l'enchaînement « Warm it up » de la page 86 avant de faire cet exercice.

Étape 12
(Guerrier)

Expire. Déplace ton poids sur la jambe gauche et plie-la. Tends la jambe droite et tourne-la légèrement vers l'intérieur. Regarde par dessus ta main gauche.

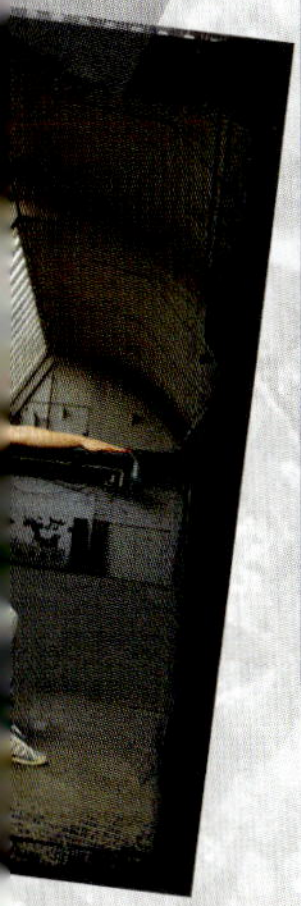

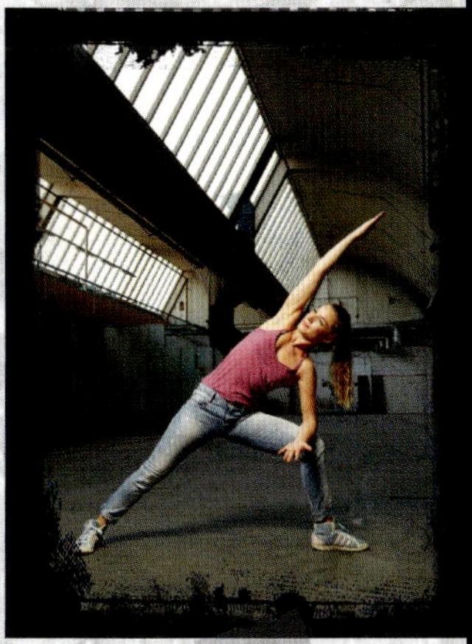

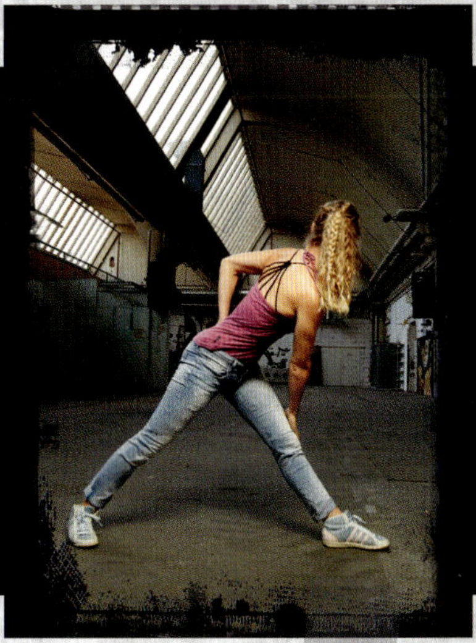

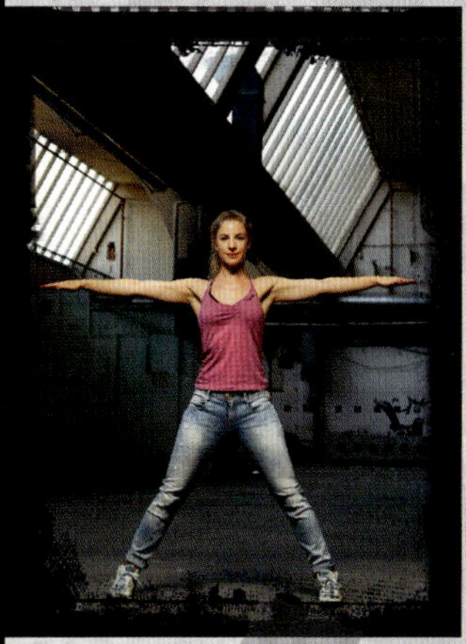

Étape 13

Inspire, penche le torse vers la gauche et appuie-toi de ton bras gauche sur ta cuisse. Tends le bras droit dans le prolongement du torse vers le ciel.

Étape 14

Expire, tourne ton torse vers la gauche et penche-toi au-dessus de ta jambe gauche tendue. Pose la main droite sur la cuisse gauche et la main gauche sur le bas du dos.

Étape 15

Inspire, redresse ton torse et remets-toi dans la position de départ.

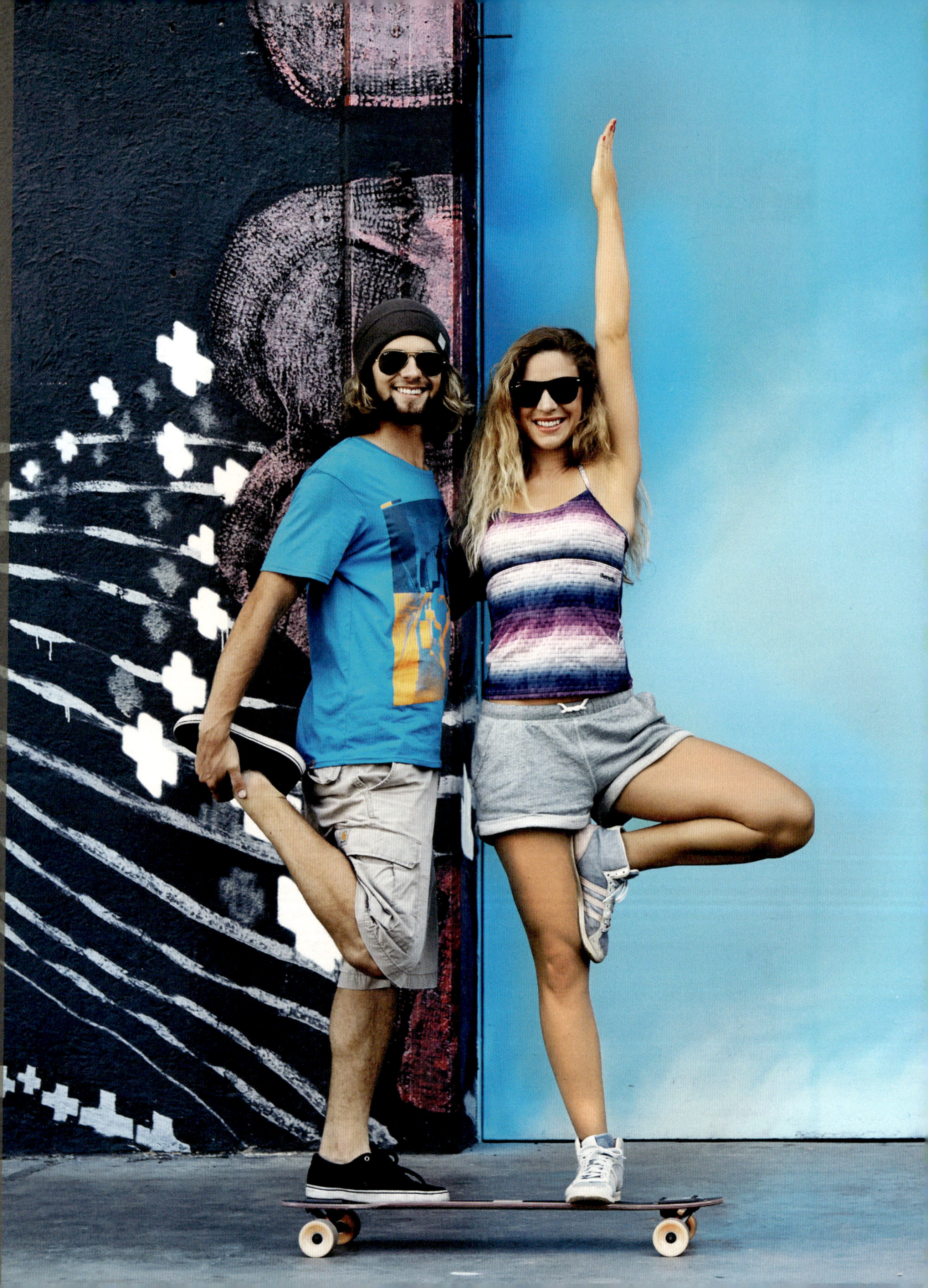

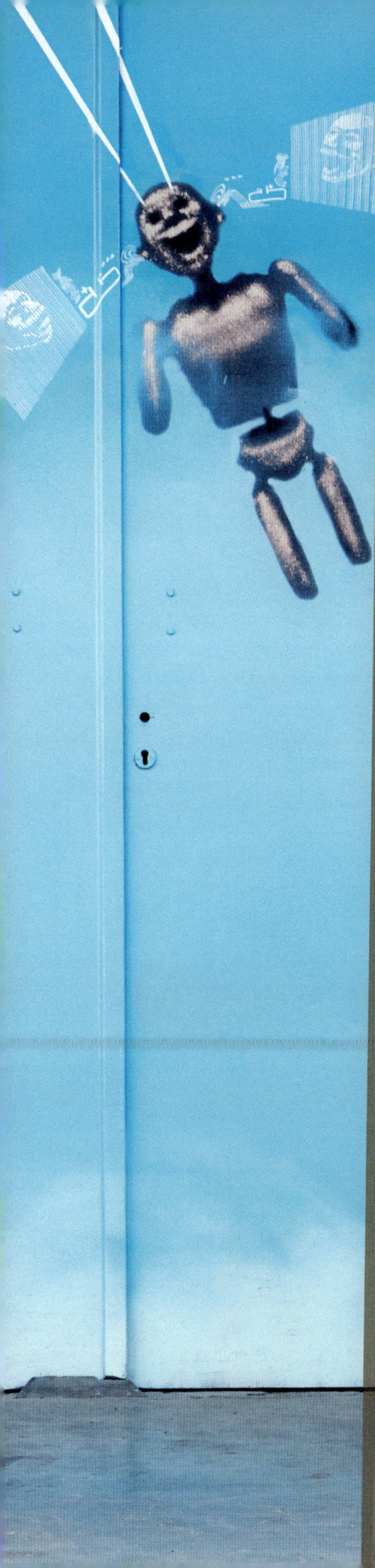

4

CROISIÈRE URBAINE

Partout où tu vas

THE V & ROLLING WARRIOR

L'exercice du V est un jeu d'équilibre pour les muscles de ton ventre.
Le Rolling Warrior entraîne la force de tes jambes,
ton équilibre et améliore ta respiration.

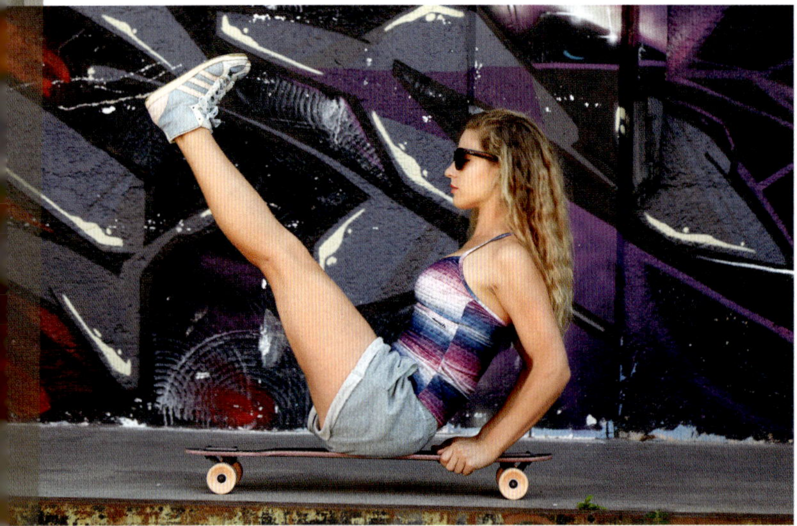

◄ The V

Assieds-toi sur ta planche et appuie-toi sur tes deux mains. Penche-toi en arrière en gardant un dos droit. Tends tes jambes vers le ciel, plie tes doigts de pied vers toi et trouve ton équilibre.

► Rolling Warrior

Mets-toi debout sur ta planche en position de marche. Le pied arrière est légèrement tourné vers l'extérieur et la jambe avant est légèrement pliée. Tends les bras en arrière et entrelace tes doigts. Resserre tes omoplates et tends ton torse.

À TESTER !

Tu peux garder les jambes pliées pendant l'exercice.

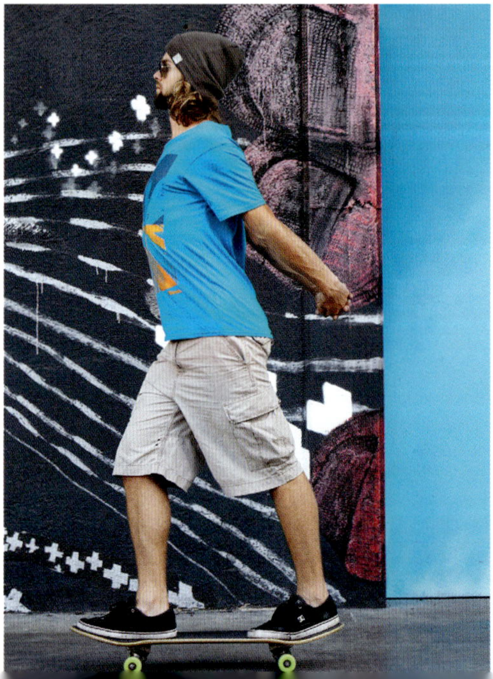

CRUISING CROW

Si tu arrives à faire cet exercice alors tu es le roi ! Cet exercice est beaucoup plus difficile sur une planche. Mais il renforce les muscles des bras, du dos et les muscles du ventre.

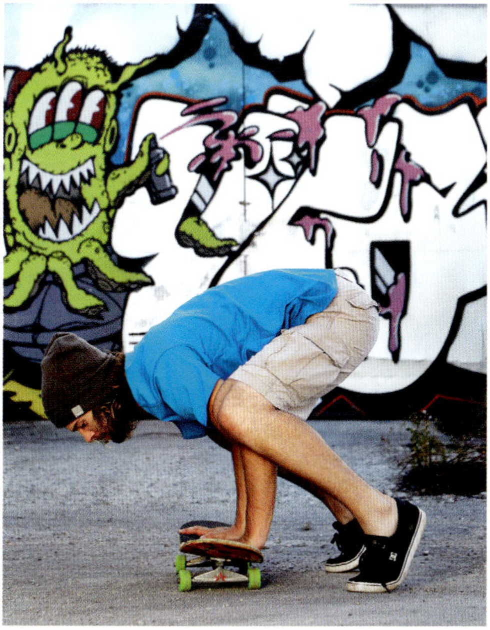

◄ Étape 1

Mets les mains au centre de ta planche. Tes bras sont tendus et tes jambes sont au-dessus de la planche. Plie tes bras et redresse tes fesses. Décolle les talons du sol et pose les genoux et les cuisses sur les bras.

► Étape 2

Tends les muscles de ton ventre et décolle complètement les pieds du sol. Maintiens les fesses en l'air.

@ HOME

Simulation. Pose un gros coussin devant toi et entraîne-toi, sans la planche. Au lieu de maintenir ta tête en bas, regarde vers le ciel. Cela te donnera plus de stabilité et d'assurance.

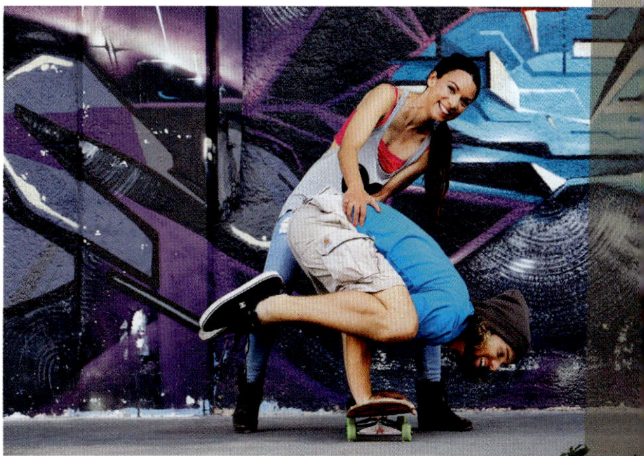

EASY SLIDER

Just drive

Ne fais plus qu'un avec ta planche et traverse la ville de manière décontractée. Tu remarqueras que cet exercice d'équilibre te détend.

▼ Étape 1

Mets-toi debout sur ta planche en position de marche et plie les jambes. Tends le bras avant totalement et plie l'autre bras vers toi.

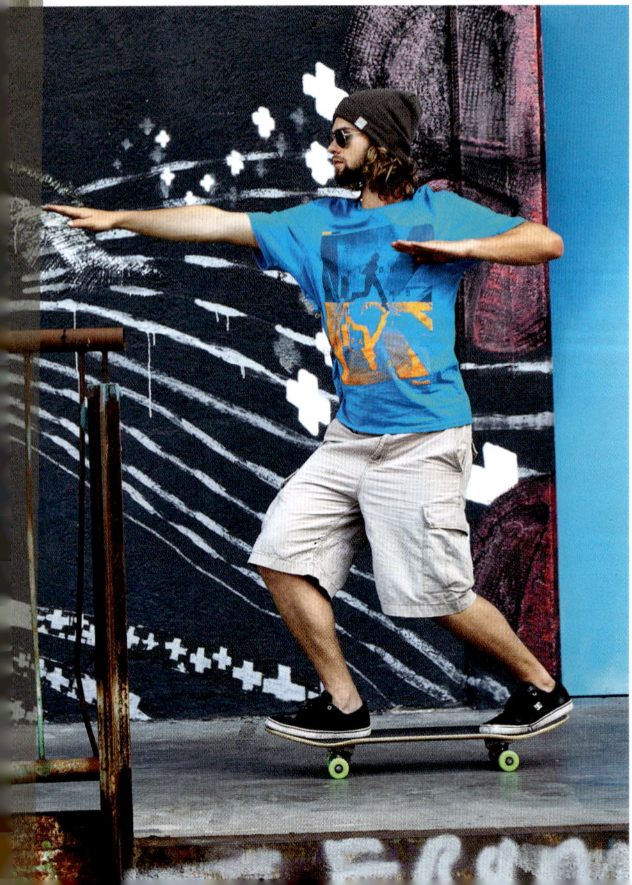

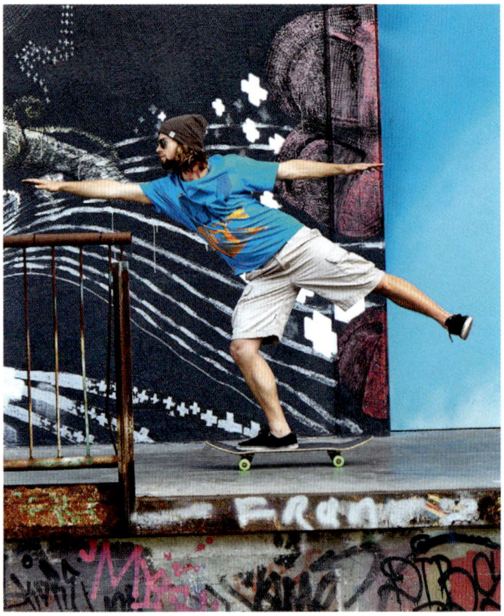

▲ Étape 2

Déplace ton poids sur la jambe avant et soulève la jambe arrière. Tire les doigts de pied de la jambe arrière vers toi. Tends ta jambe et tes bras.

CRUISING DANCER

Rhythm is it

Lorsque tu ne fais pas de la planche depuis longtemps, l'étape 1 est un super exercice pour entraîner ton équilibre. Avec l'étape 2, tu t'amuses en tant que confirmé à te déplacer sur une seule jambe dans toute la ville.

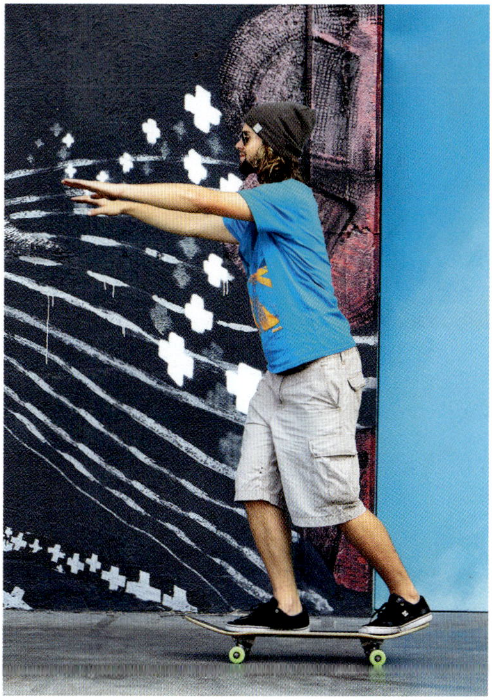

▲ Étape 1

Fais un petit écart sur ta planche. Plie tes jambes très légèrement et tends les bras vers l'avant.

▼ Étape 2

Lève un pied en arrière et plie-le contre toi. Prends ton pied dans ta main et tire-le vers les fesses. Positionne les bras de telle sorte que tu arrives à bien maintenir ton équilibre sur ta planche.

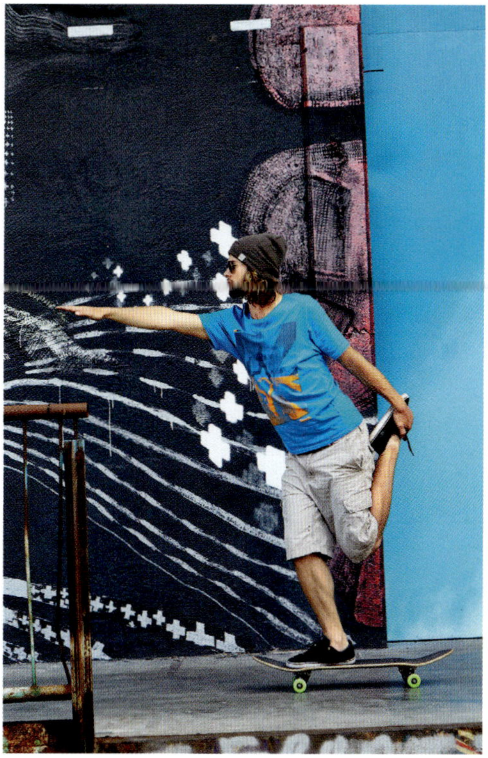

ROLLING SPLIT

Tough stuff

Veux-tu vraiment raffermir tes jambes et tes fesses ?
Alors tu peux commencer par jeter à la poubelle tous les exercices dont nous avons parlé récemment. Rolling Split fera souffrir tes muscles.

► Étape 1

Mets ton pied en avant sur ta planche. Plie une jambe et appuie-toi sur le sol avec tes doigts. Lève l'autre jambe tendue vers le ciel. Remonte les doigts de pied vers toi. Ton dos est droit.

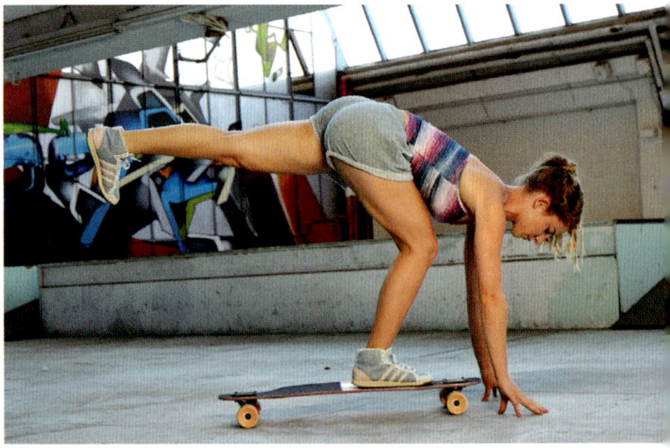

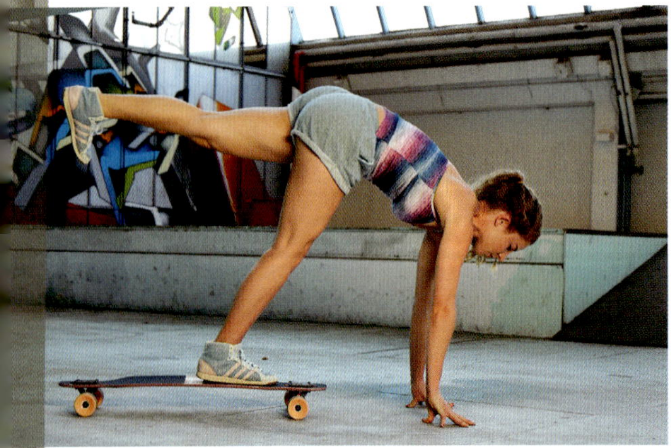

◄ Étape 2

Tends ta jambe porteuse et roule ta planche un peu vers l'arrière. Les bras, le dos et la jambe en hauteur maintiennent leur position. C'est seulement ta jambe porteuse qui travaille et bouge la planche. Fais 6 à 10 aller-retour.

À TESTER !

Take it easy !
Fais seulement l'étape 1 et bouge ta planche juste légèrement de l'avant à l'arrière. Ta jambe porteuse reste toujours pliée.

SLIDING PLANK

Lay down

Un exercice qui fait beaucoup d'effet. Il renforce et tonifie la musculature des bras, des jambes et des fesses. De plus tu peux entraîner ton équilibre.

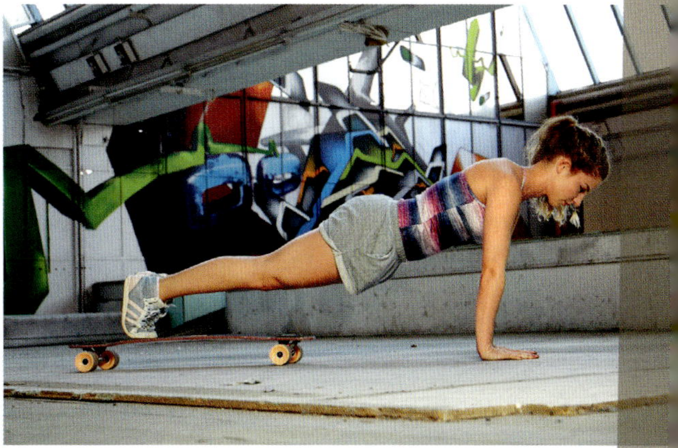

▸ Étape 1

Pose tes doigts de pied sur l'arrière d'une planche. Appuie-toi sur tes bras à largeur des épaules et garde ton dos bien droit.

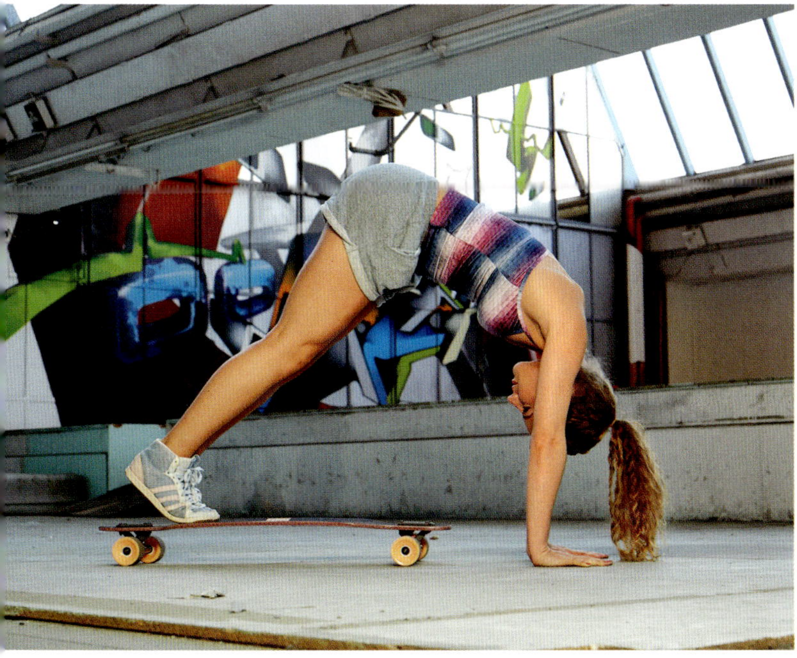

◂ Étape 2

Pousse la planche vers toi avec l'aide de ton ventre, de tes jambes et de la force de tes bras. Tes fesses se redressent vers le ciel. Roule 6 à 10 fois vers l'avant et vers l'arrière.

ROLLING FLOW

Stretch yourself

Sur ta planche, tu es totalement dans ton élément ! Voici le meilleur enchaînement pour les fins de journées de stress. Ton corps est étiré totalement dans sa longueur et ta colonne vertébrale est mobilisée.

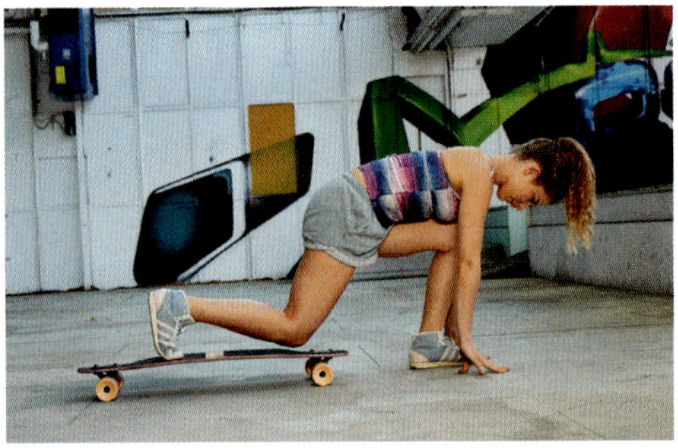

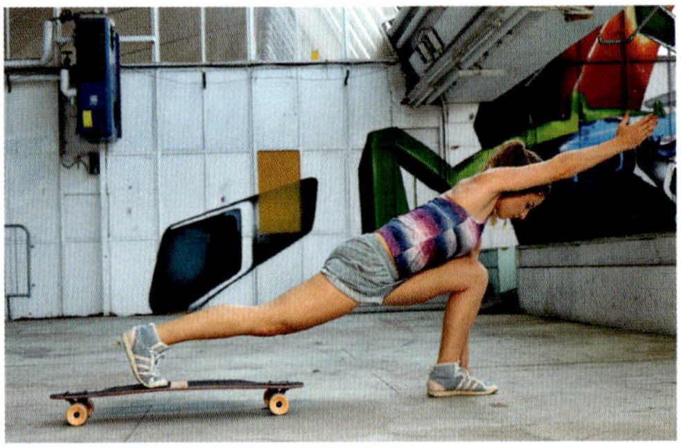

▲ Étape 1

Prends appui sur tes mains au sol à largeur des épaules. Plie la jambe droite et mets-toi sur tes doigts de pied sur ta planche. Ton torse prend appui sur ta jambe gauche qui est pliée devant ta planche. Ton dos est droit.

▲ Étape 2

Tends ta jambe arrière et ton bras droit en l'air. Le bras, le torse et la jambe forment une ligne.

▼ Étape 3

Remets-toi en position de départ. Plie la jambe arrière et prends appui sur tes deux mains.

▼ Étape 4

Tends la jambe droite. Tourne ton torse vers la gauche et lève le bras gauche vers le ciel. Ton regard suit ton bras. Recommence l'enchaînement 4 à 6 fois avant de changer de côté.

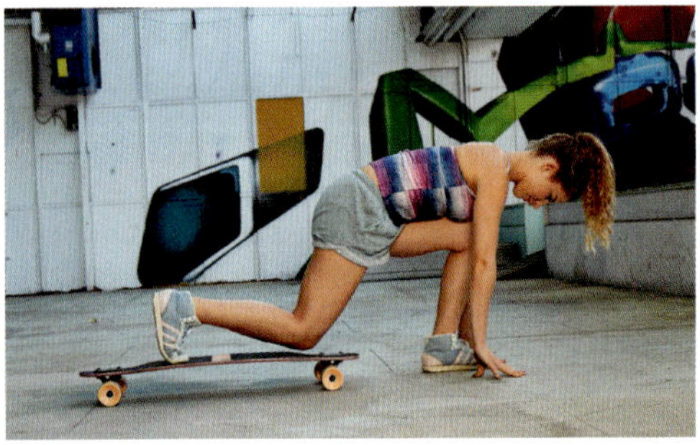

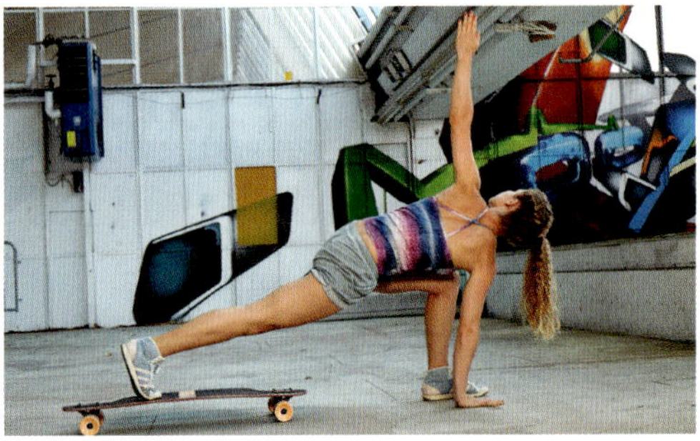

SLIDING STEP

Little Dancer

Mets le jean qui traîne dans le fond de ton placard. Si tu ne veux pas trop te dépenser et tout de même faire un exercice qui raffermit les fesses et les jambes, alors le Sliding Step est ce qu'il te faut.

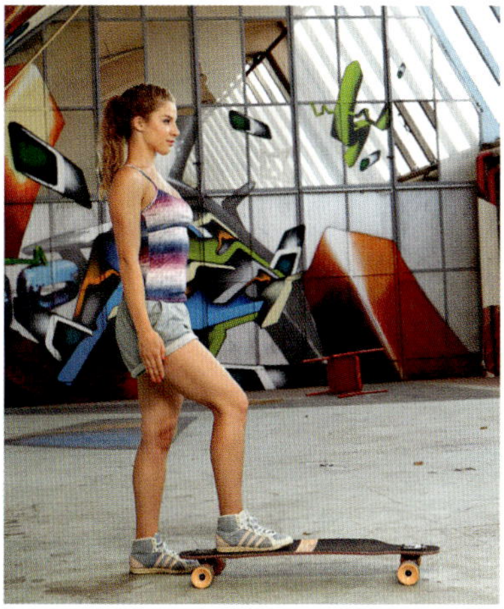

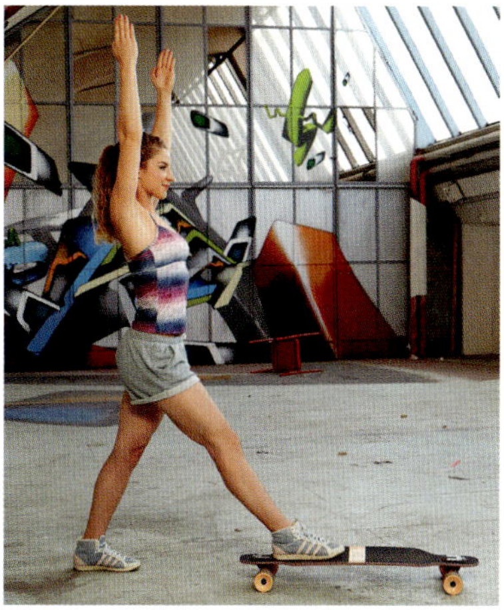

▲ Étape 1

Mets un pied sur la partie arrière de la planche et plie-la légèrement. L'autre jambe reste tendue sur le sol. Les bras pendent de façon relaxée vers le sol.

▲ Étape 2

Tends la jambe qui est sur la planche et pousse la planche loin de toi. Lève les bras vers le ciel. Les paumes se font face.

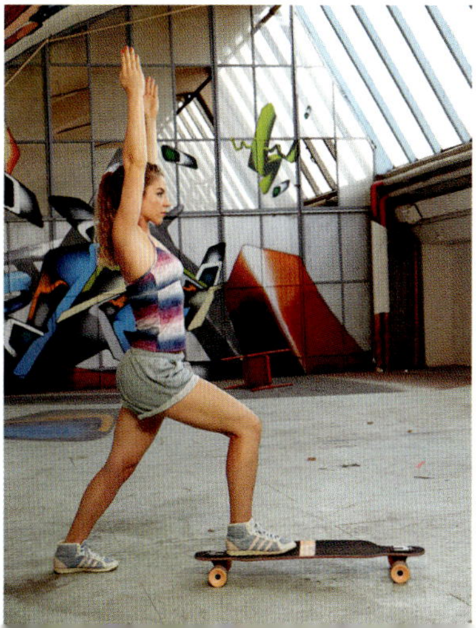

◂ Étape 3

Reste avec ton poids sur l'avant et plie la jambe avant à nouveau. Refais l'enchaînement 4 à 6 fois.

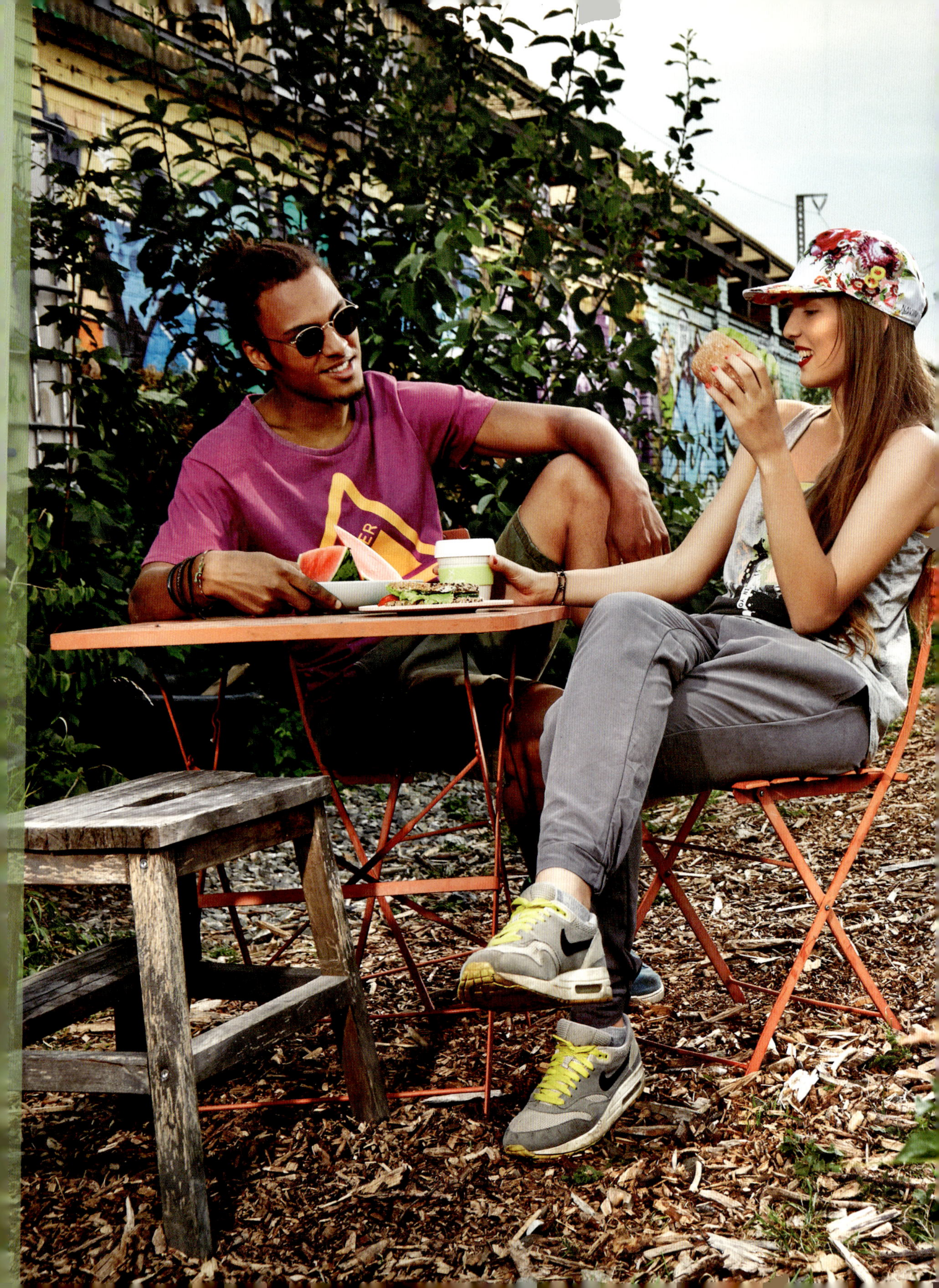

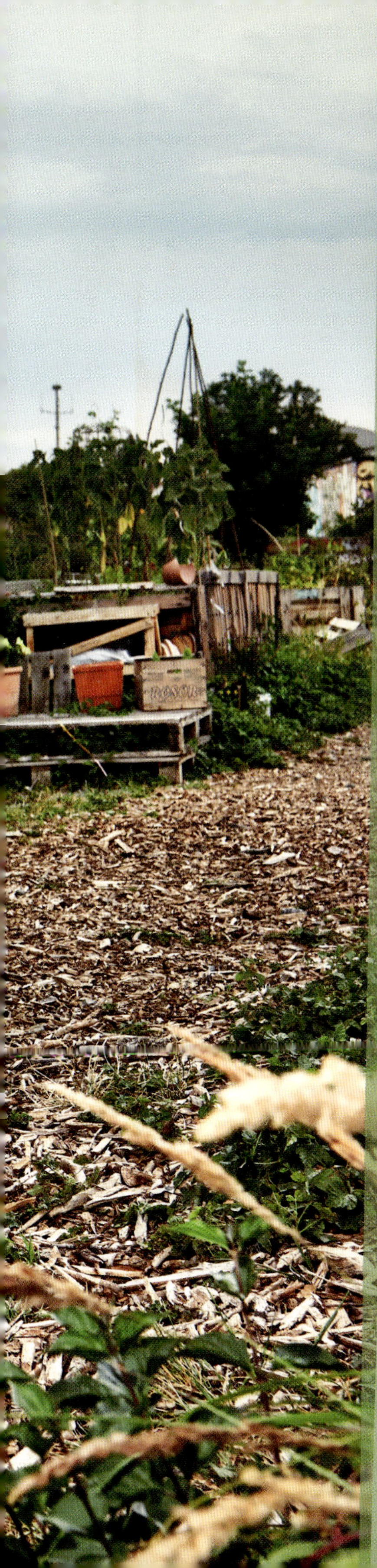

5

URBAN LIVING

Le style de vie du yoga Vivre mieux

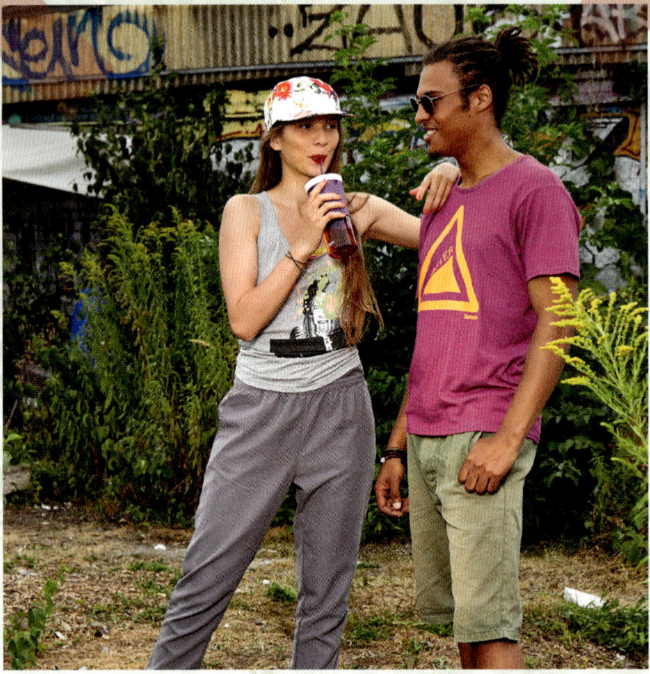

SEULS LES VÉGÉTALIENS VONT AU PARADIS DU YOGA…

Ça aussi c'est du yoga urbain : ce que nous mangeons a une influence sur notre style de vie. Comment puis-je me faire du bien ? Voici quelques défis pour affiner tes sens.

Doit-on vraiment devenir végétalien et arrêter de manger de la viande si l'on veut devenir un vrai yogi urbain ? Mais bien sûr que non ! La tendance actuelle est de manger moins de viande. Moi-même j'ai eu plusieurs phase d'alimentation dans ma vie. Chez mes parents, en Afrique du Sud, nous étions végétariens. Mes parents, fans de yoga et hippies étaient convaincus par cette alimentation. Mais dans la famille indienne de ma mère, on servait toutes les 2 week-ends de la viande. Adulte, j'ai longtemps eu une alimentation diversifiée, puis je suis redevenue végétarienne pure et plus tard végétalienne. J'ai

eu une allergie alimentaire ce qui m'a fait redevenir omnivore. Aujourd'hui, je mange de tout, des fruits, des légumes, du poisson, un peu de viande bio et des œufs.
Ce n'est pas tellement bon pour la santé de manger tous les jours de la viande, même quand on fait beaucoup de sport, parce que tu finis par trop l'acidifier. De plus il s'agit de faire attention à la façon dont sont traités les animaux. Plus nous consommons de viande et de volaille, plus nous en élevons en masse, ce qui augmente la souffrance des animaux. Regarde des vidéos sur Internet, tu verras à quel point on maltraite les petits poussins.

JE SUIS LIBRE

Je ne suis aucun régime sévère mais j'essaye d'écouter en conscience les besoins de mon corps. De quoi a-t-il besoin et qu'est-ce qui ne lui fait pas du bien ? C'est cela dont il s'agit pour moi, d'avoir conscience de ce qu'on mange, même lorsqu'il s'agit de manger du gâteau ou 2 plaquettes de chocolat. J'adore le sucré et j'en mange parfois avec plaisir. Mais je sais que je ne rends pas forcément service à mon corps. C'est pour ça que le dimanche est devenu mon « jour sucré ». J'essaie d'éviter le plus possible le sucre en semaine. En ce qui concerne la viande, j'ai remarqué que j'avais des phases. Mon corps a besoin de temps en temps de viande et parfois je ne peux même pas en regarder, ni en sentir.

L'INTELLIGENCE DE TON CORPS

Si tu prêtes attention à ton corps tu vas très vite remarquer qu'il est très intelligent. Tu sais si c'est bon pour toi de ne te nourrir que de soupe en sachet et de chips. Ça ne joue pas seulement sur le poids mais aussi sur ton humeur. Le meilleur indicateur qu'on se nourrit mal est qu'on est tout le temps de mauvaise humeur.

MANGER POUR L'ESPRIT

J'ai lu quelque part cette belle phrase :
« L'esprit est formé par l'alimentation. »
Je la trouve très juste, surtout pour nous qui vivons en ville. La plupart d'entre nous ont tendance à considérer l'alimentation comme quelque chose de secondaire. Mais ne sous-estimons pas l'importance d'une bonne alimentation, peut importe si l'on est végétalien, mangeur de viande ou que l'on soit fan d'une alimentation spécifique.

VÉGÉTALIEN, VÉGÉTARIEN OU FLEXITARIEN ?

Il y a toutes sortes de façons de se nourrir autant qu'il y a de différences entre les personnes en ville.

Le végétarien

Il existe plusieurs sortes de végétariens. Dans le monde il y a environ 1 milliard de personnes qui aiment manger « vert ».

- *Le ovo-lacto-végétarien ne mange pas de poisson et de viande. Il mange des œufs, des produits laitiers et autres produits animaux.*
- *Le lacto-végétarien ne veut pas faire de mal aux poussins pas encore nés, peu importe la forme, gâteau ou œuf du petit déjeuner.*
- *L'ovo-végétarien mange des œufs mais pas de produits laitiers.*

Le pesco-végétarien
Le pesco-végétarien ne mange pas de viande mais mange du poisson. Certains évitent de manger des crustacés et des mollusques.

Le végétalien
C'est une discussion à la mode et pour beaucoup une bonne façon de protéger la planète. J'ai distingué 4 formes de ce mode d'alimentation :

- *Le végétalien complet qui ne mange ni produits animaux (donc pas seulement des produits laitiers, de la viande et du poisson mais également du miel, des œufs, des bonbons avec de la gélatine animale, des fruits cirés, en gros tout ce qui a à faire avec un animal) ni ne porte des produits animaux comme le cuir et la laine. Pour ce type de végétalien, c'est également une philosophie de vie.*
- *Le végétalien renonce à presque tous les produits animaux mais il se peut qu'il porte de temps à autre sa veste en cuir préférée et qu'il mange parfois du miel, mais plutôt rarement. Il prendra plutôt du sirop d'agave. Il ne mangera définitivement pas d'autres produits animaux et aime les légumineuses, les légumes et les fruits mais aussi l'alimentation crue.*
- *Le crudi-végétalien mange exclusivement des produits crus. Comme la plupart d'entre eux sont végétaliens, je les ai donc rangés dans cette catégorie. Mais le crudivore ne voit pas forcément ça d'un œil très sévère. Pour lui ce qui est important c'est que son alimentation ne soit pas cuite à plus de 40 °C, pour conserver tous les minéraux.*

Le fruitarien
Le fruitarien ne veut pas également nuire aux plantes et ce n'est pas suffisant pour lui de vivre comme un végétalien. Il ne mange que des noix et graines ainsi que des fruits qui seraient tombés naturellement de l'arbre. En aucun cas, il ne mange des carottes, du fenouil ou des poireaux.

Le flexitarien
Pour le flexitarien, c'est important de bien se nourrir. Le bien-être des animaux lui importe moins. Il mange donc parfois de la viande et du poisson, mais pas en grande quantité.

Mangeur de viande
Il n'y a rien à dire, il aime bien la viande. Certains ne mangent même pas de légumes. D'un point de vue statistique, les hommes consomment plus de viande que les femmes, mais la consommation de viande a légèrement diminué parce que la conscience du bien-être de l'environnement a augmenté.

FAIRE ATTENTION

Même si la ville est excitante et incroyable, je me fais du souci par rapport à la pollution. Nous pouvons tous contribuer à l'amélioration de notre environnement. Ça aussi c'est l'esprit du yoga : de ressentir ma ville. Nous les gens ici, les maisons, les voitures, les métros, les arbres, les espaces verts : tout cela constitue la ville, tout comme notre peau. Nous donnons forme à la ville, nous en faisons partie. Comment agis-tu avec elle ? Comment agis-tu avec ta peau ? Lorsque tu ne te sens pas propre, tu prends une douche. Tu te sens tout de suite mieux. Tu peux donc agir pour que ta ville se sente mieux et plus propre. Tu y vis, elle constitue ton enveloppe. Quand tu fais du bien à ta ville, tu te fais du bien. Il s'agit ici de vivre en communauté et non dispersé avec l'attitude « après moi le déluge ». Travaillons ensemble.

CE QUE SIGNIFIE DURABILITÉ

On parle beaucoup de durabilité. On lit souvent à son sujet et elle apparaît parfois dans les discussions. Mais que signifie ce mot ? Ce n'est pas si simple d'en trouver la bonne définition. J'ai trouvé quelques exemples :

- *Durabilité signifie également « pérennité ».*
- *On ne coupe que les arbres qu'on peut replanter.*
- *On réfléchit à l'impact sur le long terme de ce qu'on fait.*
- *On essaie de garder les choses en état ou de les améliorer.*
- *Dans tout ce que l'on fait, on devrait faire attention à l'environnement et veiller à sa conservation sur le long terme.*
- *On fait attention à créer des choses avec des matériaux durables qui tiennent sur le long terme.*
- *Amélioration de la qualité de vie pour que chaque personne puisse se développer librement.*
- *Plus de solidarité sociale et de responsabilité globale.*
- *Nous autres les humains, nous devrions seulement utiliser les ressources et en laisser à nos descendants. Formulé autrement : Laissons une terre à nos enfants, de telle sorte à ce que ceux qui viennent après nous puissent vivre comme nous.*

SOUTIENS TON QUARTIER

Chacun d'entre nous peut contribuer à ce que la ville aille mieux sans à avoir à adhérer à une organisation de militants écologiques. Nous aimons tous la vie en ville dans laquelle nous courrons parfois d'un point A à un point B. La ville est rapide. Nous nous déplaçons avec un café à emporter ou un en-cas. Même si c'est bien pratique et ça nous sauve certains jours quand nous sommes stressés, ça n'aide pas du tout la ville.
On en arrive donc aux fameux défis. Peut-être que ces défis sont évidents pour toi, dans ce cas c'est super ! Continue ainsi.

De petites choses qui ont un gros impact

Garde ta ville propre – ce n'est pas si difficile. Voici quelques conseils :

- *Ne pas gâcher les aliments.*
- *Toujours avoir ton propre gobelet avec toi pour les boissons à emporter, ainsi tu évites de devoir en jeter. Il existe dorénavant des cafés et des bars qui servent des boissons dans des gobelets écologiques. Les grandes marques n'en font malheureusement pas partie.*
- *Ne jette pas de déchets dans la rue et évite par principe la poubelle inutile.*
- *Renseigne-toi sur le voyage que fait ta nourriture.*
- *Ne laisse pas couler l'eau lorsque tu te brosses les dents et ne gâche pas la nourriture.*
- *Évite de laisser les lumières allumées partout dans ton appartement. Allume la lumière seulement là où tu te trouves.*
- *Utilise un vélo ou le métro au lieu de prendre la voiture. Ou rejoins un groupe de covoiturage.*
- *Réduis le fast-food et la nourriture à emporter.*
- *Cuisine plus toi-même et fais-toi à manger pour emporter.*
- *Trie tes déchets.*
- *Lorsque tu fais tes courses, réutilise un sac au lieu de prendre les sacs plastiques du magasin. Lorsque tu achètes des vêtements, fais attention au pays de fabrication.*

MANGER URBAIN – LES DÉFIS

Cela fait partie de notre épanouissement que de bien manger et de bien boire. Si nous ne nous nourrissons pas bien, on se sentira mal. Nous n'aurons pas seulement mal au ventre mais aussi nous ne nous sentirons pas bien moralement. Si tu te cuisines un bon repas équilibré et que tu manges lentement, alors manger peut devenir presque comme une méditation, et devient avec cela un exercice quotidien de yoga. Prendre le temps de manger un bon repas peut permettre de se détendre. Il aura également meilleur goût. Le mieux c'est de se le préparer, comme ça tu sais ce qu'il y a à l'intérieur. Voici 4 défis pour toi. Dans certains chapitres, tu as vu des exercices qui reposaient sur les sens. Ce qu'il manquait c'est l'odorat et le goût. J'ai également développé un défi en ce qui concerne la réduction de sucre. Chaque défi se fait pendant une semaine. Allons y !

Sentir

Avant de manger, sens ton plat sur ton assiette et essaie de comprendre ce qui fait sens en toi. Peut-être que tu reconnaîtras certaines épices ou des ingrédients. Il se peut que ton plat ait un meilleur goût. Ou il arrive le contraire et tu perds l'appétit parce que tu te rends pour la première fois compte que ce qu'il y a dans ton assiette sent mauvais. C'est étrange comme l'odorat agit. Tu apprends peut-être à connaître de nouvelles préférences. Quelles sont tes odeurs préférées ? Quelles sont les odeurs que tu ne supportes pas ? La plupart du temps, le corps signale très clairement ce dont tu as besoin et ce que tu ne dois pas toucher.

Goûter

Pareil que pour le défi de l'odorat, il s'agit de goûter avec conscience. Afin de pouvoir faire cet exercice comme il faut, tu dois manger lentement sinon tu risques de passer à côté de certains ingrédients. Mâche bien et essaie de sentir la consistance pendant le repas. Comment est-ce que cela se ressent dans la bouche ? Que disent tes papilles gustatives ?

Manger lentement

Manger lentement est un challenge a lui tout seul. Peut importe si tu manges une barre de céréales ou que tu es assis à table, essaie de réduire la vitesse et de manger lentement. Tu remarqueras comme ça te relaxe totalement. Tu peux mâcher 10 fois chaque bouchée et garder chaque gorgée que tu prends un instant dans la bouche. En réduisant la cadence, manger devient un moment de pause et une garantie de plaisir. Tu peux étendre cette lenteur à d'autres domaines. Peu importe ce que tu fais, prendre le courrier dans la boîte aux lettres, ou monter les escaliers, fais-le lentement et avec conscience. Ça aussi c'est du yoga : découvrir la lenteur et la savourer.

Pas de bonbons

Nous avons tendance à manger trop de bonbons. Ça ne fait pas du bien au corps et ça n'aide pas quand on fait du yoga, car le sucre rend pataud et fatigué. Le défi sans sucre concerne le sucre évident comme le chocolat, les gâteaux et le Coca mais également le sucre caché qu'on ne voit pas toujours tout de suite. C'est le plus gros challenge, nous en consommons totalement inconsciemment.
Tu peux commencer à le combattre en faisant attention quand tu fais les courses. Lis ce qu'il y a marqué sur les emballages. Il y a tellement de types de sucre. Tu les reconnaîtras, ils finissent par -ose. (maltose, fructose…)
Les sirops et les jus de fruits font partie des sucres cachés. Malheureusement, l'industrie alimentaire nous glisse tellement de sucre dans

les aliments. Le sucre rend accro. Plus nous en mangeons, plus nous en avons besoin. Tu grossis et tu deviens mou et l'industrie s'en réjouit. Alors vas-y : essaie de vivre une semaine sans manger de sucre. Au début cela demandera de l'effort mais tu vas voir, tu te sentiras beaucoup mieux et tu seras en meilleure forme rapidement.

BONUS...

Plus par Amiena Zylla

Yoga Minute : Petits exercices au quotidien
De Wolfgang Miessner et Amiena Zylla
Éditeur Romain Pages, 2009

Pilates, la méthode
De Wolfgang Miessner et Amiena Zylla
Éditeur Romain Pages, 2009

Remerciements de l'auteure

Un grand merci à Johannes Rodach et ses assistants pour les photos, à Ilona Daiker et Henrike Schechter pour la gestion du projet et la rédaction photos, à Susa Lichtenstein (stylisme), Dolly's World of MakeUp et les mannequins infatigables Anna, Chris, Laura, Susie et Tom qui ont résisté toute la journée par 36 °C en plein soleil pour faire ces belles photos.

19, rue Saint-Séverin 75005 Paris
ISBN : 978-2-85327-644-3

contact@editions-medicis.fr
www.dervy-medicis.fr

Achevé d'imprimer en Italie